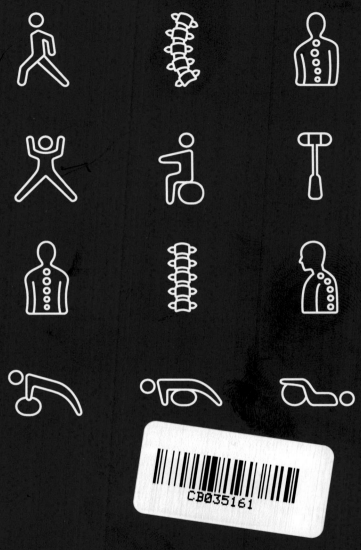

Fundamentos da avaliação e do tratamento cinético-funcional em fisioterapia

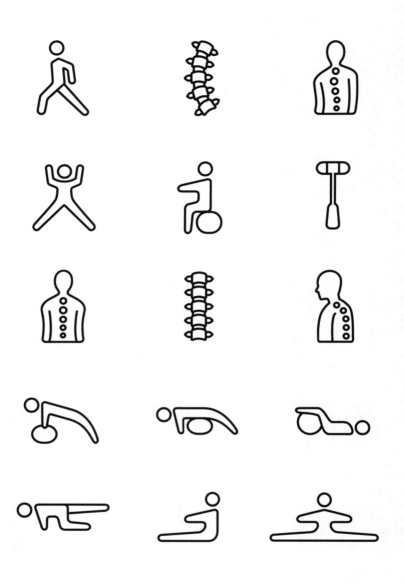

Fundamentos da avaliação e do tratamento cinético-funcional em fisioterapia

Fernanda Maria Cercal Eduardo
Elgison da Luz dos Santos
Maria de Fátima Fernandes Vara

Rua Clara Vendramin, 58 . Mossunguê . CEP 81200-170
Curitiba . PR . Brasil . Fone: (41) 2106-4170
www.intersaberes.com . editora@intersaberes.com

Conselho editorial
Dr. Alexandre Coutinho Pagliarini
Drª. Elena Godoy
Dr. Neri dos Santos
Mª. Maria Lúcia Prado Sabatella

Editora-chefe
Lindsay Azambuja

Gerente editorial
Ariadne Nunes Wenger

Assistente editorial
Daniela Viroli Pereira Pinto

Preparação de originais
Telaranha Edições

Edição de texto
Caroline Rabelo Gomes
Millefoglie Serviços de Edição

Capa
Charles L. da Silva (*design*)
Africa Studio/Shutterstock (imagem)

Projeto gráfico
Charles L. da Silva (*design*)
simplevect/Shutterstock (imagem)

Diagramação
Laís Galvão

Designer responsável
Charles L. da Silva

Iconografia
Regina Claudia Cruz Prestes
Sandra Lopis da Silveira

Dados Internacionais de Catalogação na Publicação (CIP)
(Câmara Brasileira do Livro, SP, Brasil)

Eduardo, Fernanda Maria Cercal
  Fundamentos da avaliação e do tratamento cinético-funcional em fisioterapia / Fernanda Maria Cercal Eduardo, Elgison da Luz dos Santos, Maria de Fátima Fernandes Vara. -- Curitiba, PR : Editora Intersaberes, 2023.

  Bibliografia.
  ISBN 978-85-227-0529-0

  1. Fisioterapia – Estudo e ensino 2. Fisioterapia – Métodos 3. Movimento humano I. Santos, Elgison da Luz dos. II. Vara, Maria de Fátima Fernandes. III. Título.

23-151854   CDD-615.82

Índices para catálogo sistemático:
1. Fisioterapia: Avaliação e tratamento: Ciências médicas 615.82
Eliane de Freitas Leite – Bibliotecária – CRB 8/8415

1ª edição, 2023.
Foi feito o depósito legal.

Informamos que é de inteira responsabilidade dos autores a emissão de conceitos.

Nenhuma parte desta publicação poderá ser reproduzida por qualquer meio ou forma sem a prévia autorização da Editora InterSaberes.

A violação dos direitos autorais é crime estabelecido na Lei n. 9.610/1998 e punido pelo art. 184 do Código Penal.

Sumário

11 *Apresentação*
13 *Como aproveitar ao máximo este livro*

Capítulo 1
17 **Cinesiologia e análise cinesiofuncional**
19 1.1 História e fundamentos de cinesiologia: cinemática e cinética
23 1.2 Posições de referência e termos anatômicos e direcionais
25 1.3 Planos de secção anatômicos e eixos de movimento
28 1.4 Propriedades dos tecidos biológicos relacionados ao movimento humano
42 1.5 Articulações: osteocinemática e artrocinemática
54 1.6 Princípios do movimento segmentar global

Capítulo 2
67 **Disfunções do movimento humano: principais disfunções ortopédicas e neurológicas**
69 2.1. Disfunções na coluna cervical, na cintura escapular e nos membros superiores
95 2.2 Disfunções na coluna lombar, na cintura pélvica e nos membros inferiores

Capítulo 3
123 **Disfunções do movimento humano relacionadas ao controle motor, ao controle postural, ao equilíbrio e à marcha**
125 3.1 Sistema nervoso
135 3.2 Lesões supramedulares e lesões medulares

138	3.3 Controle motor pelo sistema nervoso central
140	3.4 Controle postural pelo sistema nervoso central
141	3.5 Equilíbrio pelo sistema nervoso central
144	3.6 Marcha humana
146	3.7 Análise da marcha humana

Capítulo 4

153 Avaliação cinético-funcional

155	4.1 Anamnese e exame físico (inspeção e palpação)
166	4.2 Exame físico: instrumentação e testes
188	4.3 Exame físico: avaliação postural
195	4.4 Exame físico: testes neurológicos
198	4.5 Avaliação da funcionalidade e Classificação Internacional de Funcionalidade, Incapacidade e Saúde

Capítulo 5

209 Indicações terapêuticas baseadas na avaliação cinético-funcional

211	5.1 Estratégias e objetivos gerais de intervenção em fisioterapia
216	5.2 Indicações de mecanoterapia e cinesioterapia
226	5.3 Indicações de terapia manual

Capítulo 6

243 Indicações terapêuticas baseadas na avaliação cinético-funcional

245	6.1 Indicações de hidroterapia
253	6.2 Indicações de fototerapia
262	6.3 Indicações de termoterapia
264	6.4 Indicações de eletroterapia: ultrassom
267	6.5 Indicações de eletroterapia

279 *Considerações finais*
281 *Referências*
305 *Respostas*
309 *Sobre os autores*

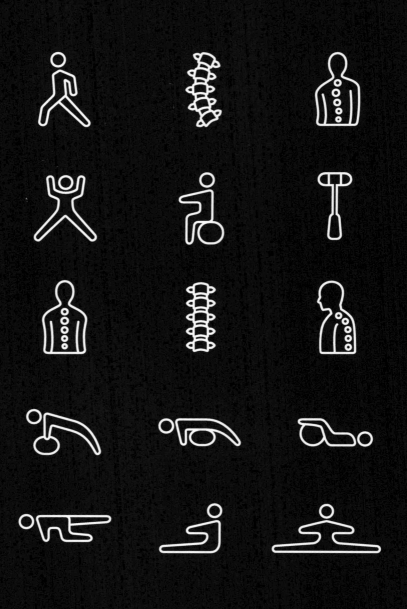

A minha família.
A meu esposo.
A minhas amadas meninas.

    Fernanda Cercal

A minha família, em especial a minha mãe (*in memorian*), a meu pai e a minhas filhas, maior bênção de todas. A meus amigos, todos especiais, cada um do seu jeito.

    Maria de Fátima Fernandes Vara

A Deus, que me presenteia todos os dias com a energia da vida e me dá coragem para atingir meus objetivos.
A meus amados pais, que sempre estiveram comigo e me incentivaram.

    Elgison da Luz dos Santos

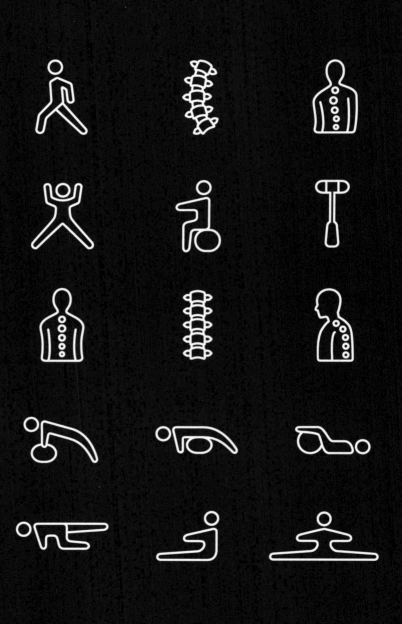

Apresentação

Nesta obra, reunimos conteúdos basilares da cinesiologia e da análise cinesiofuncional para uma prática profissional bem-fundamentada. Apresentamos um compilado dos principais conceitos cinesiológicos, das disfunções do movimento, da avaliação e das designações de condutas úteis para o dia a dia da vida acadêmica e profissional, a fim de, dessa forma, despertar o interesse para o aprofundamento nas mais diversas áreas de atuação profissional.

A linguagem que adotamos neste trabalho visa facilitar a apropriação dos temas estudados, esclarecendo pontos importantes desde o momento de avaliação até a conduta terapêutica. Dessa forma, desejamos fornecer subsídios para segurança em seus atendimentos.

Além disso, expomos uma variedade de exemplos de situações cotidianas, com indicações terapêuticas, a fim de aproximar a teoria da realidade prática profissional.

Assim, sintetizamos aqui os conhecimentos necessários ao cotidiano de atendimentos, sendo indispensável à formação acadêmica. A distribuição dos capítulos e seções segue um ordenamento em que os conteúdos estão alinhados ao contexto prático, com vistas a uma aprendizagem significativa.

Por fim, por meio do estudo das interrelações espaciais da cinesiologia do movimento humano e suas disfunções, você, leitor(a), será capaz de avaliar adequadamente e definir os objetivos e as condutas terapêuticas.

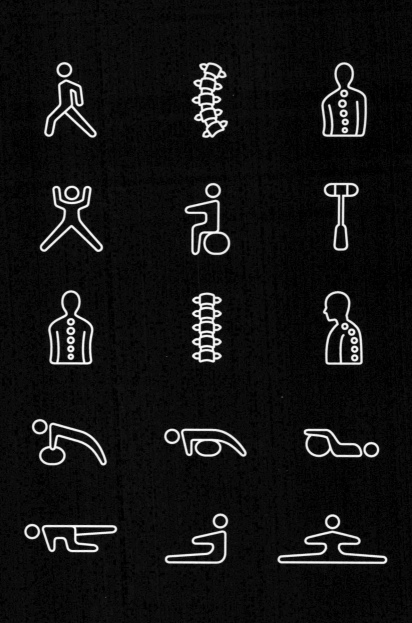

Como aproveitar ao máximo este livro

Este livro traz alguns recursos que visam enriquecer o seu aprendizado, facilitar a compreensão dos conteúdos e tornar a leitura mais dinâmica. São ferramentas projetadas de acordo com a natureza dos temas que vamos examinar. Veja a seguir como esses recursos se encontram distribuídos no decorrer desta obra.

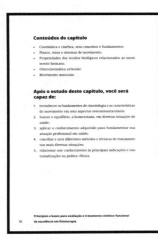

Conteúdos do capítulo

Logo na abertura do capítulo, relacionamos os conteúdos que nele serão abordados.

Após o estudo deste capítulo, você será capaz de:

Antes de iniciarmos nossa abordagem, listamos as habilidades trabalhadas no capítulo e os conhecimentos que você assimilará no decorrer do texto.

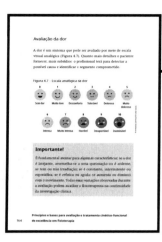

Importante!

Algumas das informações centrais para a compreensão da obra aparecem nesta seção. Aproveite para refletir sobre os conteúdos apresentados.

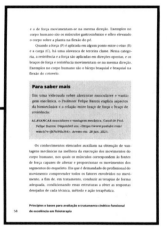

Para saber mais

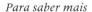

Sugerimos a leitura de diferentes conteúdos digitais e impressos para que você aprofunde sua aprendizagem e siga buscando conhecimento.

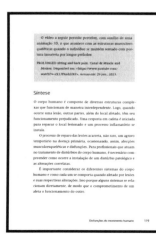

Síntese

Ao final de cada capítulo, relacionamos as principais informações nele abordadas a fim de que você avalie as conclusões a que chegou, confirmando-as ou redefinindo-as.

Questões para revisão

Ao realizar estas atividades, você poderá rever os principais conceitos analisados. Ao final do livro, disponibilizamos as respostas às questões para a verificação de sua aprendizagem.

Questões para reflexão

Ao propor estas questões, pretendemos estimular sua reflexão crítica sobre temas que ampliam a discussão dos conteúdos tratados no capítulo, contemplando ideias e experiências que podem ser compartilhadas com seus pares.

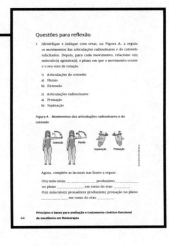

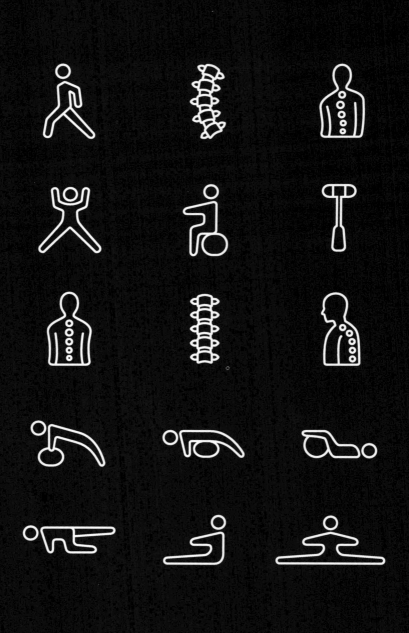

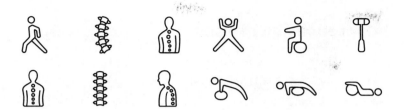

Capítulo 1
Cinesiologia e análise cinesiofuncional

Fernanda Maria Cercal Eduardo

Conteúdos do capítulo

- Cinemática e cinética, seus conceitos e fundamentos.
- Planos, eixos e sistemas de movimento.
- Propriedades dos tecidos biológicos relacionados ao movimento humano.
- Osteocinemática articular.
- Movimento muscular.

Após o estudo deste capítulo, você será capaz de:

1. reconhecer os fundamentos de cinesiologia e as características do movimento em seus aspectos osteomioarticulares;
2. buscar o equilíbrio, a homeostasia, em diversas situações de saúde;
3. aplicar o conhecimento adquirido para fundamentar sua atuação profissional em saúde;
4. conciliar e unir diferentes métodos e técnicas de tratamento nas mais diversas situações;
5. relacionar esse conhecimento às principais indicações e contraindicações na prática clínica.

Neste capítulo, apresentaremos os fundamentos da cinesiologia, a ciência que estuda o movimento humano, relacionaremos os conhecimentos anatômicos aos sistemas de movimento do corpo, enfatizaremos a importância estrutural dos tecidos biológicos para o movimento, além de conhecer a osteocinemática articular dos segmentos corporais e, por conseguinte, os princípios do trabalho muscular para as atividades funcionais do organismo.

O estudo da cinesiologia visa embasar qualquer tipo de atuação profissional com a máquina humana e elucidar características do movimento em seus aspectos osteomioarticulares.

1.1 História e fundamentos de cinesiologia: cinemática e cinética

A cinesiologia é uma ciência milenar cuja origem remonta à Antiguidade. Aristóteles (384 a.C.-322 a.C.) é considerado o pai dessa ciência, à qual se dedicou por meio de estudos sobre o processo de deambulação (andar). Arquimedes (287 a.C.-212 a.C.), por sua vez, contribuiu com estudos sobre os princípios hidrostáticos, sobre a lei das alavancas e sobre o centro da gravidade. Já Galeno (131 d.C.-202 d.C.) propôs o estudo dos movimentos do corpo humano com base nas contrações musculares (Dias, 2021).

Na Idade Média, o desenvolvimento científico ficou estagnado, e no Renascimento o interesse na cinesiologia ressurgiu amparado nos estudos da anatomia humana. Leonardo da Vinci (1452-1519) destacou-se nesse período como grande pesquisador e detentor de conhecimentos inéditos sobre o corpo humano e seus movimentos.

A cinesiologia combina os conhecimentos anatômicos e o funcionamento estrutural, baseando-se na física da mecânica para concretizar as descrições dos movimentos corpóreos (Floyd, 2016; Souza, 2018; Dias, 2021).

Por definição, **cinesiologia** é o estudo do movimento; no entanto, este conceito é inespecífico demais para ser muito utilizado. A cinesiologia reúne os campos da anatomia, da fisiologia, da física e da geometria, correlacionando-os com o movimento humano. Assim, cinesiologia utiliza princípios da mecânica, da anatomia do aparelho locomotor e da fisiologia neuromuscular. (Lippert, 2018, p. 3, grifo do original)

Portanto, o conhecimento aprofundado da anatomia não é o bastante para o estudo dessa ciência, sendo fundamentais também as noções da física, sobretudo de mecânica corporal. Assim, convém discutirmos dois conceitos da física aplicada ao movimento humano:

- **Cinemática**: proporciona uma análise do movimento, descrevendo suas características em perspectiva espacial e temporal.
- **Cinética**: examina e descreve as forças que agem sobre um sistema – no caso, os sistemas corporais.

Para saber mais

Por meio dos vídeos listados a seguir, é possível compreender com facilidade as diferenças entre cinemática e cinética.

Descrição da cinemática escapular:

ESCÁPULA movimentos da escápula. Canal de Anatomia 3D universidade Lyon. Disponível em: <https://www.youtube.com/watch?v=bTe59CgSpgU>. Acesso em: 27 jun. 2023.

> **Ilustração da cinética aplicada à escápula:**
> MOVIMENTOS da escápula em 3D. Canal de Motus Hominis. Disponível em: <https://www.youtube.com/watch?v=APOEkqViCOg>. Acesso em: 27 jun. 2023.

Na cinesiologia, esses conceitos são aplicados na descrição dos movimentos. Além disso, são empregados termos anatômicos e direcionais por meio de planos e eixos conhecidos, posições de referência e linhas de referência. Com esse aparato conceitual, é possível compreender as variações de movimento produzidas nos segmentos corporais, assim como o que influencia a quantidade e o tipo de movimento que ocorre entre os ossos nas articulações, por exemplo.

As estruturas biológicas também desempenham papéis importantes na variação do movimento humano e, por isso, esses conceitos são estudados em cinesiologia em conjunto com as forças que propulsionam os segmentos às ações.

Em toda a sua amplitude, a cinesiologia é uma ciência importantíssima, pois o corpo humano é constituído de centenas de ossos – cerca de 208 –, centenas de músculos – aproximadamente 650 – e diferentes tipos de articulações. Todavia, apesar dessa complexidade, toda essa estrutura se organiza de maneira muito lógica.

Treinadores esportivos, educadores físicos, médicos, fisioterapeutas, terapeutas ocupacionais, massoterapeutas e outros profissionais da saúde que trabalham com o movimento devem estudar essa ciência para o desenvolvimento de sua aplicação prática, uma vez que seus dados são aplicáveis a situações reais de prevenção, manutenção, tratamento e reabilitação do corpo humano.

Na Figura 1.1, a seguir, observamos a aplicação da geometria matemática para os movimentos angulares das articulações do corpo humano.

Figura 1.1 – Representação da geometria em ângulos articulares no movimento

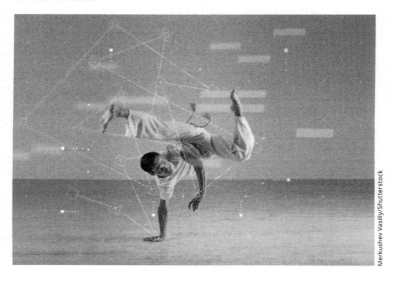

Todos os movimentos do corpo humano são provocados por forças propulsoras que atingem as articulações. Estas, por sua vez, permitem movimentos em determinados sentidos e direções, aos quais podem ser atribuídas angulações específicas para cada segmento corporal.

1.2 Posições de referência e termos anatômicos e direcionais

É fundamental, para a compreensão da cinesiologia, conhecer os pontos de referência e os termos descritivos anatômicos e direcionais. Somente assim se torna possível uma unificação da linguagem entre as mais diversas áreas do conhecimento e a boa aplicação desses estudos na prática clínica multiprofissional.

A posição de referência, nesse caso, é a anatômica. Ela serve de base para todas as descrições dos movimentos estudados, aplicando-se a todos os aspectos do corpo humano (Dias, 2021).

Figura 1.2 – Posição anatômica: posição ereta, olhar voltado ao horizonte, pés paralelos e próximos, membros superiores ao longo do tronco com as mãos espalmadas para frente

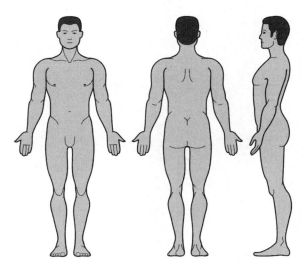

Lazuin/Shutterstock

A posição anatômica é utilizada para que se possa localizar com facilidade e com concordância universal qualquer estrutura no corpo humano. Por exemplo, quando se diz que o músculo bíceps está localizado na região anterior do braço, a referência é a posição anatômica. Em qualquer posição em que o corpo humano estiver, seja deitado em decúbito dorsal, seja deitado em decúbito ventral, seja deitado de lado, seja sentado, seja em pé, o bíceps continuará na região anterior do braço.

Com base na posição anatômica, nas regiões do corpo e nas linhas de referência, surgem os termos direcionais.

Figura 1.3 – Regiões do corpo, linhas de referência e termos direcionais

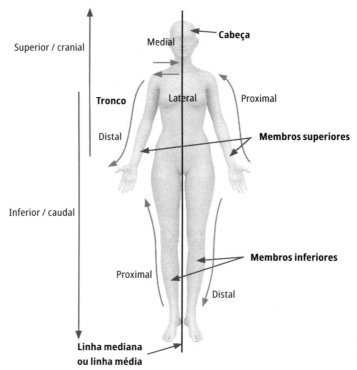

Quando se pretende mencionar ou descrever algum segmento ou procedimento, é preciso indicar as localizações anatômicas por meio desses termos. Eles são também muito utilizados para as descrições dos movimentos realizados no corpo humano nos três planos anatômicos e nos três eixos de movimento que cruzam as articulações.

Como é possível observar na Figura 1.3, esses termos têm como referencial a posição anatômica:

- **Medial**: aproxima-se da linha mediana.
- **Lateral**: afasta-se da linha mediana.
- **Proximal**: aproxima-se do tronco e da cabeça.
- **Distal**: afasta-se do tronco e da cabeça.
- **Superior/cranial**: segue em direção ao crânio/cabeça.
- **Inferior/caudal**: segue em direção à cauda equina – porção da medula espinhal localizada ao final da estrutura, trata-se de um aglomerado de nervos que saem do cone medular.

1.3 Planos de secção anatômicos e eixos de movimento

Os planos anatômicos de secção foram criados pelos anatomistas para pesquisar o corpo humano em todas as suas dimensões. Por meio dos três planos de secção existentes, é possível analisar as estruturas anatômicas que estariam ocultas aos olhos humanos. Dessa forma, esses planos são utilizados na dissecação e nos estudos de cadáveres, bem como nas imagens de vários exames médicos atuais, por exemplo, nas tomografias computadorizadas e nas ressonâncias magnéticas. Os três planos de secção são:

1. **Plano frontal ou coronal**: secciona o corpo humano ou uma estrutura anatômica na direção da sutura coronal do crânio, dividindo-o em anterior e posterior.
2. **Plano sagital**: secciona o corpo humano ou estrutura anatômica na direção da sutura sagital do crânio, dividindo-o em lateral direita e lateral esquerda.
3. **Plano transversal**: secciona o corpo humano ou estrutura anatômica, dividindo-o em superior e inferior.

Figura 1.4 – Planos anatômicos de secção

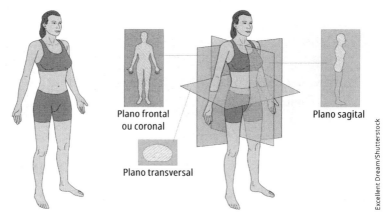

Perpendicularmente aos planos de secção, são descritos os eixos de movimento do corpo humano (Figura 1.5). Esses eixos são linhas imaginárias em que os movimentos articulares ocorrem em cada segmento.

Dessa forma, universalmente, os planos e eixos são utilizados como um sistema para descrição de todo tipo de movimento e, portanto, é fundamental compreender profundamente esse tema.

Figura 1.5 – Eixos de movimento

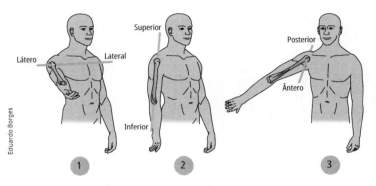

1. O eixo **laterolateral**, também chamado **coronal**, vai de um lado a outro, cortando perpendicularmente o plano sagital.
2. O eixo **anteroposterior**, também chamado **sagital**, vai de frente para trás, cortando perpendicularmente o plano coronal (frontal).
3. O eixo **superior-inferior**, também chamado **longitudinal** ou, ainda, **craniocaudal**, vai de cima para baixo, cortando perpendicularmente o plano transversal.

Ao redor dos eixos apresentados na Figura 1.5 ocorrem os movimentos esquematizados no Quadro 1.1, a seguir.

Quadro 1.1 – Movimentos ao redor dos eixos

Plano de secção	Eixo de movimento	Movimentos articulares	Ilustração do movimento
Sagital	Laterolateral	Extensão e flexão	

(continua)

Cinesiologia e análise cinesiofuncional

(Quadro 1.1 – conclusão)

Plano de secção	Eixo de movimento	Movimentos articulares	Ilustração do movimento
Coronal ou frontal	Anteroposterior	Abdução e adução	
Transversal	Superior-inferior	Rotação externa ou lateral e rotação interna ou medial	

1.4 Propriedades dos tecidos biológicos relacionados ao movimento humano

Para que os movimentos humanos, dos mais simples aos mais complexos, ocorram, são recrutados mecanismos relativos às estruturas e às propriedades dos tecidos biológicos envolvidos. Um único movimento depende da ação de vários músculos; além disso, a contração organizada só ocorre quando o sistema nervoso (SN) está íntegro e em perfeito funcionamento.

O sistema nervoso central (SNC) comanda os movimentos tanto voluntários quanto involuntários por meio da integração de informações sensoriais e motoras em seu córtex. Logo, nenhum músculo estriado esquelético se contrai se não receber um comando do SNC (córtex motor – motricidade voluntária) por meio de um nervo motor (eferente), ou seja, que chega às fibras musculares com a ordem de comando.

Imaginemos a seguinte situação: Um objeto cai no chão e um indivíduo move-se para pegá-lo. Nesse momento, a mão é a atriz principal para o movimento central que é apanhar o objeto. Assim, a pessoa se concentra na atuação da mão, mas o SNC coordena variados grupos musculares, agonistas do movimento, antagonistas, sinergistas, bem como outras estruturas intra-articulares e intramusculares.

Para que o indivíduo consiga alcançar o objeto, várias articulações movimentam o corpo por meio dos músculos que as cruzam. O antebraço, por exemplo, estende-se, o ombro flexiona-se e vários músculos se contraem, a fim de estabilizar segmentos para os movimentos desejados. Além disso, outros músculos estabilizam a coluna vertebral como eixo central do corpo humano, que recebe cargas e vetores de dissipação de força física. Ainda, músculos dos membros inferiores entram em ação, assegurando o equilíbrio do corpo e possibilitando a perfeita execução do movimento desejado.

Esse exemplo ilustra a complexidade do movimento humano em todas as suas dimensões. Na sequência, apresentaremos esquematicamente, nas subseções a seguir, as estruturas envolvidas nesses mecanismos e suas propriedades.

1.4.1 Estrutura muscular

Cada músculo esquelético é formado por um conjunto de células denominadas *fibras musculares*. Essas fibras têm entre 10 e

80 micrômetros de diâmetro. Elas são cobertas e protegidas por tecido conjuntivo fascial (epimísio, perimísio), compondo fascículos que contém cerca de 100 fibras musculares.

As fibras musculares são constituídas de 1.000 a 2.000 miofibrilas, que formam os sarcômeros. Estes são as unidades funcionais do músculo e contêm as proteínas propriamente ditas, que, por suas propriedades, são capazes de contrair o músculo estriado esquelético (Kostopoulos; Rizopoulos, 2007; Souza, 2018).

Figura 1.6 – Fascículo recebendo neurônio motor do sistema nervoso central

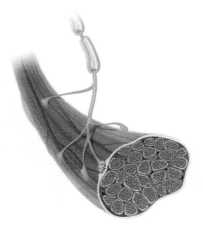

Figura 1.7 – Estrutura do músculo estriado esquelético

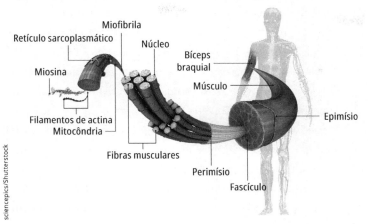

A célula muscular tem as mesmas organelas de qualquer outra célula, porém recebe o nome especial de *fibra muscular*. Sua membrana plasmática também recebe uma denominação específica, qual seja, *sarcolema*, ainda que tenha as mesmas funções e estruturas com propriedades idênticas à de qualquer outra célula.

Já o retículo endoplasmático do tecido muscular recebe o nome de *retículo sarcoplasmático*, cuja rede tubular se estende pelas miofibrilas, adentrando os sarcômeros e encerrando-se em cisternas terminais, que, com os túbulos T, desembocam dentro dos sarcômeros liberando íons necessários para a contração.

Formam o sarcômero, como já registramos, as proteínas contráteis, que estão presentes nas miofibrilas, quais sejam:

- **Actina**: proteína fibrosa que forma longas cadeias helicoidais, constituindo os filamentos finos.

- **Miosina**: proteína cujo formato especial se assemelha a duas cabeças ligadas a uma cauda formando um filamento que pode ser grosso ou espesso. Essa molécula apresenta dois sítios de ligação, um para o trifosfato de adenosina (ATP), ou para o difosfato de adenosina (ADP), e outro para a proteína actina.
- **Tropomiosina**: polímero alongado que envolve os filamentos de actina, encobrindo seus sítios de ligação para a miosina. Por isso, diz-se que essa proteína regula a contração muscular, visto que ela cobre e descobre o sítio ativo de ligação entre as proteínas para a ponte cruzada – contração muscular propriamente dita (Kostopoulos; Rizopoulos, 2007).
- **Troponina**: proteína reguladora que controla a tropomiosina, formada por três moléculas globulares que se conectam ao filamento de tropomiosina a intervalos regulares, mudando sua conformação e influenciando a cobertura e a descobertura dos sítios de ligação.

Prestam suporte à estabilidade dos filamentos para o processo de contração duas outras proteínas, a **tinina** e a **nebulina**. Ambas têm a função de sustentar o sarcômero e de retorná-lo a seu comprimento quando em repouso.

Figura 1.8 – Sarcômero

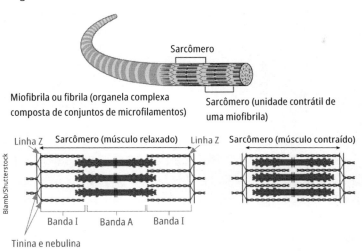

Cada sarcômero é formado por filamentos finos e grossos intercalados, que conferem às miofibrilas o aspecto característico de faixas claras e escuras, limitadas pelas linhas Z. O sarcômero se divide nas seguintes estruturas:

- **Linhas Z**: são formadas por proteínas (tinina e nebulina) e servem de ancoragem aos filamentos finos. Cada sarcômero inclui duas linhas Z e os filamentos finos entre eles.
- **Banda I**: banda clara que contém somente filamentos de actina.
- **Banda A**: a área do sarcômero ocupada pelos filamentos grossos de miosina. (Kostopoulos; Rizopoulos, 2007, p. 12-13)

Portanto, os componentes do sarcômero são fundamentalmente constituídos de proteínas.

1.4.2 Mecanismo da contração muscular com base nas propriedades estruturais das células envolvidas

O processo da contração muscular tem início no sistema nervoso motor, localizado no córtex cerebral, simultaneamente, pelos núcleos celulares neuronais que controlam a coordenação dos, aproximadamente, 650 músculos do corpo humano e pela via eferente (motora).

As fibras motoras, ou eferentes, saem do corno anterior da medula espinhal e seguem em direção aos órgãos que inervam – os músculos, por exemplo –, e as fibras sensitivas, ou aferentes, transmitem as informações provenientes de órgãos e estruturas para o SNC (Figura 1.9).

Figura 1.9 – Via aferente (sensitiva), em azul, e via eferente (motora), em vermelho

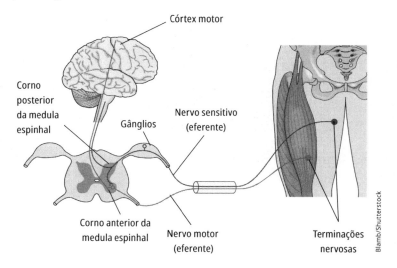

Considerando o "circuito" da contração muscular, o comando voluntário para essa ação é iniciado no córtex motor (núcleos celulares neuronais) e desce pela medula espinhal por meio de vias específicas, denominadas *tratos* ou *lemniscos motores*. Quando o comando sai da medula espinhal, transita pelos axônios que formam os nervos espinhais até atingir o músculo controlado pelo ramo terminal neural que, enfim, próximo ao músculo (junção neuromuscular), forma o que se denomina *placa motora*. Várias placas motoras formam a **unidade motora de contração muscular** (Kostopoulos; Rizopoulos, 2007; Hall, 2011).

Figura 1.10 – Junção neuromuscular: placa motora e unidade motora

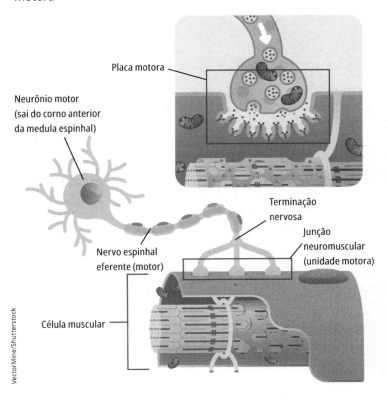

1.4.3 Mecanismo de transporte e passagem do estímulo pelas células neurais e musculares

O neurônio é a principal célula e a unidade funcional do SN. Ele é composto de quatro partes: corpo celular, dendritos, axônios e terminações nervosas (Figura 1.11). Sua função é integrar o comando do SN no corpo celular, a fim de o transmitir, via axônio e terminações nervosas, a outro neurônio ou a uma célula muscular, por exemplo. A bainha de mielina, produzida por outras células do SN, desenvolve a importante função de aumentar a velocidade de condução dessa informação, denominada *impulso nervoso*.

Figura 1.11 – Estrutura de um neurônio

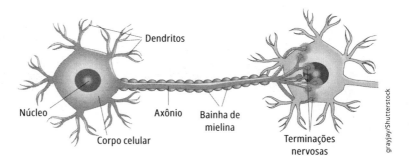

O mecanismo de transporte e passagem dos estímulos denominados *informações* ou *comandos motores* é conhecido como *despolarização da membrana através de um Potencial de Ação*. Todas as células vivas apresentam uma diferença de potencial de membrana celular em repouso. Isso possibilita a geração de "desequilíbrios"

elétricos que resultam na distribuição de íons através dessas membranas. Com base nesse fenômeno, um mecanismo de canais proteicos que controlam a permeabilidade iônica dos neurônios permite o transporte de informações.

Normalmente o sódio (Na$^+$) e o cálcio (Ca^{2+}) são mais concentrados no fluido extracelular do que no intracelular, ao passo que a concentração do potássio (K$^+$) segue a lógica inversa. Durante o Potencial de ação, os íons movimentam-se através da membrana celular, criando sinais elétricos que a despolarizam. Os potenciais de ação viajam longas distâncias sem perder sua força (Silverthorn, 2003). Esse processo ocorre da seguinte forma:

1. O potencial de ação inicia-se com um estímulo para despolarização da membrana em repouso.
2. O potencial de ação atinge um limiar para a despolarização.
3. Os canais de Na$^+$ voltagem dependentes se abrem e o Na$^+$ entra na célula, enquanto os canais de K$^+$ começam a se abrir lentamente.
4. A entrada rápida do Na$^+$ despolariza a célula e, enquanto os canais de Na$^+$ se fecham, os de K$^+$ se abrem, fazendo com que o K$^+$ se mova para o fluido extracelular.
5. Os canais de K$^+$ então se fecham, e a célula retorna à permeabilidade iônica de repouso e ao potencial de membrana de repouso. (Silverthorn, 2003, p. 226)

Figura 1.12 – Representação da despolarização de membrana (desequilíbrio elétrico) resultante no potencial de ação que se desloca nos axônios dos neurônios

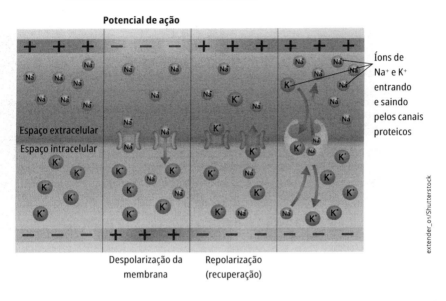

Para saber mais

No vídeo indicado a seguir, um neurofisiologista fala sobre as sinapses neuronais e explica em que lugares elas ocorrem. Ele caracteriza os tipos de sinapse encontrados no SN e as formas de comunicação entre as unidades funcionais (células) desse sistema e seus órgãos-alvo.

> SINAPSES químicas e elétricas – sistema nervoso – neurofisiologia – videoaula 083. Canal de Anatomia Fácil com Rogério Gozzi. Disponível em: <https://www.youtube.com/watch?v=LlYHXcFFAKM>. Acesso em: 27 jun. 2023.

Esse mesmo processo de despolarização ocorre na membrana plasmática muscular, o sarcolema. Nas próximas subseções, detalharemos como a sinapse passa do neurônio para a miofibrila muscular e como essa passagem influencia o mecanismo proteico da contração muscular.

1.4.4 Mecanismo proteico da contração muscular: ponte cruzada

Já comentamos sobre as proteínas que formam a estrutura das fibras musculares e exercem a função de contração do músculo estriado esquelético. O mecanismo proteico da contração muscular consiste no deslizamento dos filamentos proteicos internos às fibras musculares, em que ocorre a interação necessária para a ponte cruzada no sarcômero.

Na Figura 1.13, a seguir, pode-se visualizar a representação de um sarcômero relaxado, e ao lado, um sarcômero em estado contraído:

Figura 1.13 – Sarcômero relaxado e sarcômero contraído

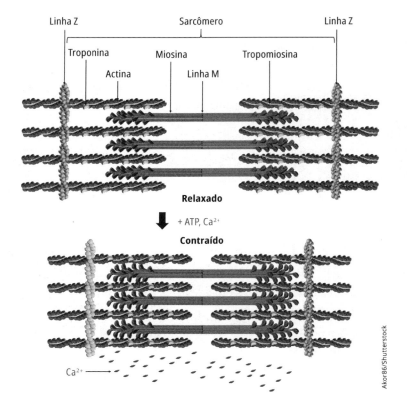

Podemos identificar claramente que, no estado relaxado, os filamentos de actina entre as duas linhas Z estão afastados, ao passo que, no estado contraído, estão próximos. Os filamentos espessos, ou grossos – Banda A (constituídos de miosina) –, também se aproximam e tracionam os filamentos finos – Banda I (constituídos de actina) até se sobreporem. Essa aproximação é proporcionada pela interação molecular dessas proteínas. Tal processo é denominado *ponte cruzada*.

Todavia, como isso ocorre? Com a chegada do potencial de ação no sarcolema da fibra muscular, são liberados íons de cálcio de dentro das cisternas terminais do retículo sarcoplasmático, que, circulando entre as miofibrilas, se ligam a receptores na molécula proteica de troponina. Esta, por sua vez, muda sua conformação e faz a tropomiosina identificar os sítios ativos de ligação das moléculas de actina, permitindo a ligação da molécula de miosina.

A Figura 1.14, a seguir, contém uma ampliação dos filamentos finos e grossos do sarcômero e uma esquematização dessa interação molecular proteica.

Figura 1.14 – Ampliação da estrutura proteica do sarcômero (A) e interação molecular da ponte cruzada (B)

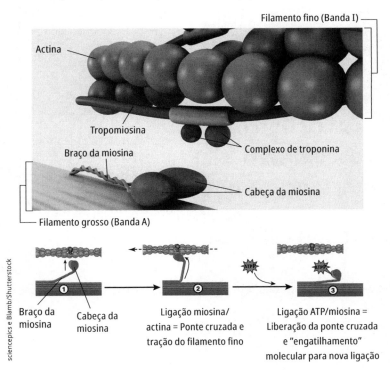

Portanto, a propriedade contrátil do músculo estriado esquelético deve-se a essa interação molecular proteica. Por meio da interação entre a cabeça da miosina e o sítio ativo da actina, há uma mudança conformacional da molécula proteica de miosina, que, por sua vez, puxa sua cabeça em direção a seu braço, gerando uma força que traciona o filamento proteico da actina na mesma direção.

A geração de força pelo músculo ocorre pela famosa molécula de ATP, formada por ADP (adenosina difosfato) e fosfato, os quais encontram na cabeça da miosina um local para se ligar, "engatilhar" a ponte cruzada e se liberar, preparando a molécula para uma nova ponte cruzada.

Então, pontes cruzadas sucessivas encurtam as fibras musculares e promovem a contração muscular que conhecemos, complexamente ativadas de forma assíncrona por diversas ou centenas de unidades motoras comandadas pelo SNC (Kostopoulos; Rizopoulos, 2007; Hall, 2011).

1.5 Articulações: osteocinemática e artrocinemática

1.5.1 Osteocinemática

Osteocinemática é o estudo de cadeias cinéticas com a análise e a classificação dos movimentos articulares que ocorrem nos planos e eixos.

As cadeias cinéticas, isto é, combinações de articulações que unem vários segmentos em sucessão, são classificadas em dois grupos:

1. **Cadeia cinética aberta**: o segmento mais distal move-se no espaço sem nenhuma fixação ou apoio, como ilustrado na Figura 1.15.

Figura 1.15 – Flexão de cotovelo com haltere segurado pela mão

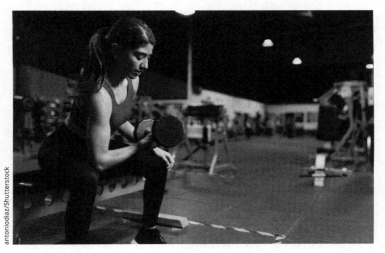

2. **Cadeia cinética fechada**: o segmento mais distal encontra-se fixo, sem realizar o movimento livremente no espaço, por exemplo, a extensão de cotovelo representada na Figura 1.16.

Figura 1.16 – Extensão de cotovelo com as mãos apoiadas no chão

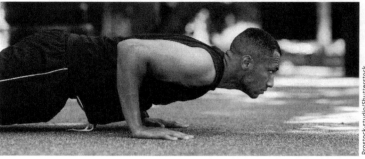

Já movimentos articulares são classificados em cada segmento de acordo com:

- o tipo de articulação – sinartrose, anfiartrose, diartrose;
- a conformação das superfícies ósseas.

A conformação das superfícies ósseas compreende fenômenos estudados na artrocinemática, tema aprofundado na subseção 1.5.2.

Tipos de articulações

Uma articulação é a união entre duas ou mais peças ósseas. Essas uniões formam pontos de contato entre duas superfícies articulares, que, por sua vez, são recobertas por cartilagens de diferentes composições, permitindo maior, menor ou nenhuma mobilidade.

Diante disso, as articulações classificam-se funcionalmente em três tipos:

1. **Sinartroses**: articulações que não permitem movimentação voluntária, isto é, imóveis.

2. **Anfiartroses**: articulações que permitem pouca movimentação, pequenos movimentos, ou seja, semimóveis.
3. **Diartroses**: articulações que permitem ampla mobilidade em variadas direções e sentidos, ou seja, móveis.

As sinartroses também são chamadas *fibrosas*, pois o tecido conjuntivo presente entre as peças ósseas é denso e, por essa razão, restringe a mobilidade em todos os sentidos e direções. Elas encontram-se, em sua grande maioria, no esqueleto axial. A Figura 1.17 apresenta algumas sinartroses e seus subtipos: sutura, sindesmoses e gonfoses. As articulações ossificadas do sacro são classificadas como sinostoses (Eduardo; Mezzomo, 2021).

Figura 1.17 – Sinartroses

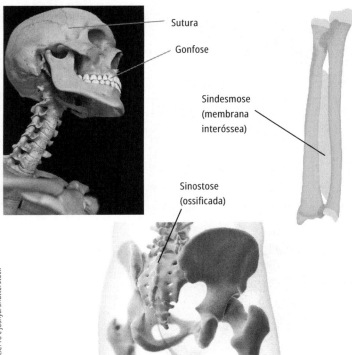

SciePro e joshya/Shutterstock

Nas anfiartroses, semimóveis, também denominadas *cartilagíneas*, a substância de tecido conjuntivo é menos densa do que nas sinartroses, de modo que permite alguns movimentos de deslizamentos anteroposteriores, laterolaterais e pequenas rotações. Esse tipo de articulação também predomina no esqueleto axial. Alguns exemplos são as articulações intervertebrais e as esternocostais, denominadas *sincondroses*, e a articulação púbica, classificada como sínfise (Eduardo; Mezzomo, 2021).

Figura 1.18 – Anfiartroses

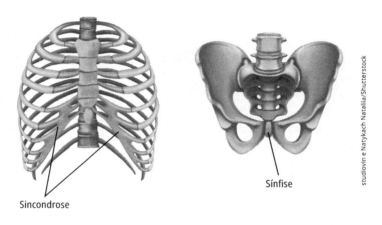

Já as diartroses, também ditas *articulações sinoviais*, são mais complexas, uma vez que são formadas por variadas estruturas que as estabilizam e, ao mesmo tempo, permitem o movimento. A cartilagem que as encobre é bastante fina, do tipo hialina, flexível e funcional.

O líquido sinovial, substância principal desse tipo de articulação, é produzido pela bainha tendínea presente nos tendões que as cruzam. Ele banha todas as estruturas nutrindo-as e lubrificando-as.

Além disso, ligamentos e cápsulas articulares garantem a estabilidade nas diartroses.

Figura 1.19 – Diartroses

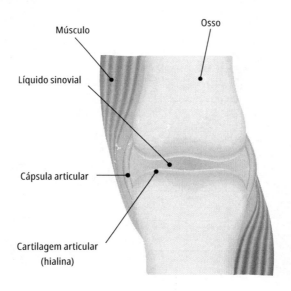

As diartroses podem ainda conter acessórios como bursas, discos, meniscos e lábios articulares. Essas estruturas geralmente estão presentes em regiões específicas em que há aumento do atrito ou da área de contato entre as peças ósseas.

Presentes em membros superiores e inferiores e em seus cíngulos, as diartroses fazem parte do esqueleto apendicular.

As subclassificações diartrodiais baseiam-se nos formatos das superfícies articulares. Assim, subentende-se que cada subtipo permite movimentos diferentes nos três planos e nos três eixos, conforme indica a Figura 1.20.

Figura 1.20 – Subtipos de diartroses

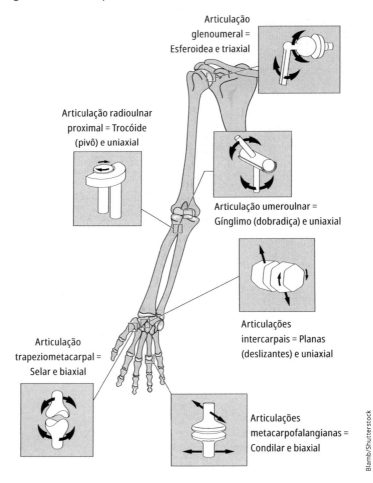

Movimentos articulares

As articulações, geralmente, movem-se nos três planos e nos três eixos, sendo classificadas como não axial, uniaxial, biaxial ou triaxial, conforme disposto no Quadro 1.2.

Quadro 1.2 – Classificação das articulações quanto ao número de eixos de movimento articular

Número de eixos	Permissão de movimento	Exemplos de articulação	Movimentos permitidos: plano ou eixo	Imagem
Não axial	Apenas deslizamentos nos planos	Intercarpais	Deslizamentos laterais, anterior e posterior nos planos anatômicos	
Axial	Movimentos apenas em um eixo	Cotovelo, joelho e radioulnar proximal	Cotovelo e joelho: flexão e extensão – eixo laterolateral	

(continua)

(Quadro 1.2 – continuação)

Número de eixos	Permissão de movimento	Exemplos de articulação	Movimentos permitidos: plano ou eixo	Imagem
			Radioulnar proximal: rotações interna e externa – eixo superior-inferior ou longitudinal	
Biaxial	Movimentos em dois eixos	Radiocarpal, metacarpofalangianas e carpometacarpal (CMC) do polegar	1. Flexão e extensão – eixo laterolateral, 2. Abdução (desvio radial) e adução (desvio ulnar) – eixo anteroposterior	

Fundamentos da avaliação e do tratamento cinético-funcional em fisioterapia

(Quadro 1.2 – conclusão)

Número de eixos	Permissão de movimento	Exemplos de articulação	Movimentos permitidos: plano ou eixo	Imagem
Triaxial	Movimentos em três eixos	Ombro e quadril	1. Flexão e extensão – eixo laterolateral 2. Adução e abdução – eixo anteroposterior 3. Rotação interna e rotação externa – superior-inferior ou longitudinal	

O estudo pormenorizado da anatomia óssea e de cada subtipo articular é fundamental para a compreensão dos movimentos que ocorrem em todas as articulações do corpo humano, sem necessidade de memorização.

1.5.2 Artrocinemática

A artrocinemática é o estudo do que ocorre nas superfícies articulares no movimento e de como estas se deslocam umas sobre as outras. Nesse caso, enfocam-se os movimentos acessórios, ou seja, aqueles executados no interior da articulação, permitindo sua mobilidade completa e normal.

> Para compreender artrocinemática, é preciso reconhecer que o tipo de movimento que ocorre em uma articulação depende do formato das superfícies articulares dos ossos. A maioria das articulações tem uma extremidade óssea côncava e uma extremidade óssea convexa. Uma superfície convexa é arredondada para fora, como se fosse um montículo, enquanto uma superfície côncava é "escavada", como uma toca. (Lippert, 2018, p. 30)

Para Lippert (2018), as articulações são ovoides e formam uma relação convexo-côncavo, conforme ilustrado nas Figuras 1.21 a 1.23.

Figura 1.21 – Relação côncavo-convexo e movimentos acessórios

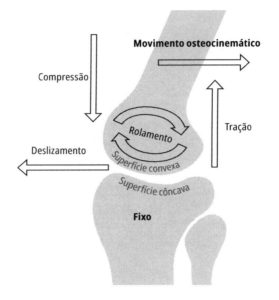

Figura 1.22 – Articulação metacarpofalângica

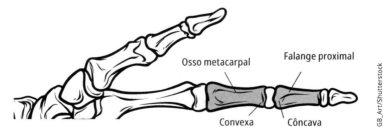

Fonte: Lippert, 2018, p. 30.

Figura 1.23 – Articulação carpometacarpal (CMC) do polegar (direção anteroposterior)

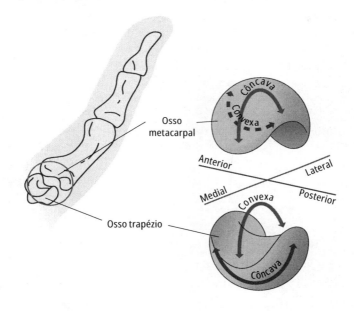

Fonte: Lippert, 2018, p. 30.

No Quadro 1.3, a seguir, estão destacadas as principais características de cada movimento acessório.

Quadro 1.3 – Movimentos acessórios: características

Movimento acessório	Característica	Particularidade
Rolamento	O rolamento é sempre na mesma direção que o movimento ósseo.	Esses dois movimentos combinados formam o **giro**.
Deslizamento	O deslizamento é sempre na direção contrária à do movimento ósseo (superfície convexa).	
Compressão	Cargas compressivas – diminuição do espaço articular.	-
Tração	Separação das superfícies – abertura dos espaços articulares.	-

A relação das superfícies articulares (côncavo e convexo) e a direção dos movimentos é muito importante, porque serve de base para a direção das técnicas de mobilização articular com movimentos acessórios de deslizamento e rolamento.

1.6 Princípios do movimento segmentar global

Com base nas informações expostas até aqui, torna-se possível depreender os princípios do movimento segmentar global.

Os sistemas pilares do movimento são o esquelético, o articular e o muscular. Unidos, eles formam o aparelho locomotor, que, em todas as suas minúcias, proporciona os movimentos dos segmentos do corpo humano. Por essa razão, neste capítulo, abordamos desde conceitos e fundamentos da cinemática e da cinética, sistemas de movimento em planos e eixos, propriedades dos tecidos biológicos e osteocinemática articular, a fim de explicarmos que, todas as moléculas, estruturas e forças em conjunto são responsáveis pelo movimento do corpo humano.

De forma simplificada, os ossos estão ligados entre si por articulações de variados tipos, com estruturas de diferentes qualidades interpostas, as quais conferem às superfícies articulares maior ou menor mobilidade. Ligados aos ossos estão os tendões dos músculos do tipo estriado-esquelético, que, por meio de suas interações moleculares (proteicas), tracionam esses ossos em sentidos e direções específicas, produzindo os movimentos fisiológicos articulares (flexão, extensão, adução, abdução, rotação interna e rotação externa.), que são uma combinação de movimentos acessórios intra-articulares.

Os movimentos humanos são bastante complexos. Para que estes sejam usados como forma de tratamento, são necessários conhecimentos aprofundados em cinesiologia e biomecânica (Souza, 2018).

Como diversas leis físicas afetam os movimentos, é importante o estudo das ações físicas e das forças envolvidas nos movimentos. Com isso, podemos, por exemplo, classificar cada movimento gerado por um tipo de "máquina" para "vantagens mecânicas" que multiplicam a força aplicada na execução de uma tarefa.

> A vantagem mecânica proporcionada pelas máquinas nos permite aplicar uma força – ou um esforço – relativamente pequena para mover uma resistência muito maior ou para movimentar um ponto de um objeto por uma distância relativamente curta, gerando uma quantidade relativamente grande de movimento de outro ponto do mesmo objeto. É possível determinar a vantagem mecânica dividindo-se a carga pelo esforço. (Floyd, 2016, p. 72)

A Figura 1.24, a seguir, contém uma representação básica das forças exercidas pela contração muscular com base em suas inserções nos ossos. A inserção proximal (origem) do músculo é o ponto de fixação muscular, em direção a qual a outra extremidade se traciona. Em contrapartida, a inserção distal (inserção) é o ponto móvel tracionado em direção à inserção proximal, promovendo o movimento articular com todas as suas particularidades.

Figura 1.24 – Exemplo de ação muscular (articulação umerorradial)

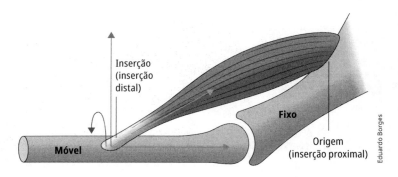

Uma alavanca é definida como "uma barra rígida que gira em torno de um eixo de rotação ou fulcro" (Floyd, 2016, p. 72). O exemplo da Figura 1.24 comporta-se exatamente dessa maneira por meio das leis da física: os ossos representam as barras, as articulações representam os eixos e os músculos contraem-se gerando as forças.

Contudo, no corpo humano, há não só um, mas três tipos de alavanca, que envolvem o equilíbrio de forças rotacionais (músculos) em torno de um eixo (articulação). A disposição ou a localização de cada um de três pontos em relação aos outros determina o tipo de alavanca (Souza, 2018).

Figura 1.25 – Tipos de alavanca no corpo humano

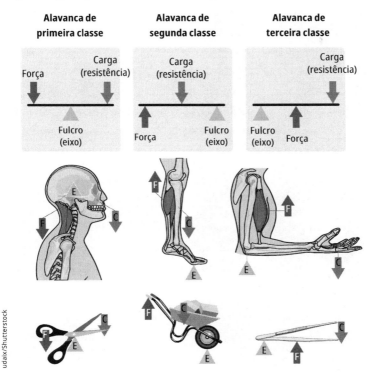

Conforme ilustra a a Figura 1.25, quando o eixo (E) está situado entre a força (F) e a carga (C), a alavanca é classificada como de primeira classe. Nesse tipo, a resistência e a força são aplicadas na mesma direção, e o braço de resistência e o de força movimentam-se em direções opostas. Exemplos no corpo humano são o músculo eretor da espinha estendendo a cervical, e o tríceps braquial na extensão de cotovelo.

Quando a carga (C) fica entre o eixo (E) e a força (F), forma-se uma alavanca de segunda classe. Nesse caso, a resistência e a força são aplicadas em direções opostas, e o braço de resistência e o de força movimentam-se na mesma direção. Exemplos no corpo humano são os músculos gastrocnêmico e sóleo elevando o corpo sobre a planta na flexão do pé.

Quando a força (F) é aplicada em algum ponto entre o eixo (E) e a carga (C), há uma alavanca de terceira classe. Nessa categoria, a resistência e a força são aplicadas em direções opostas, e os braços de força e resistência movimentam-se na mesma direção. Exemplos no corpo humano são o bíceps braquial e braquial na flexão do cotovelo.

> **Para saber mais**
>
> Em uma videoaula sobre alavancas musculares e vantagem mecânica, o Professor Felipe Barros explica aspectos da biomecânica e a relação entre braço de força e braço de resistência:
>
> ALAVANCAS musculares e vantagem mecânica. Canal de Prof. Felipe Barros. Disponível em: <https://www.youtube.com/watch?v=jh7tsY4hJ84>. Acesso em: 28 jun. 2023.

Os conhecimentos elencados auxiliam na obtenção de vantagens mecânicas na melhora da execução dos movimentos do corpo humano, nos quais os músculos correspondem às fontes de força capazes de alterar e proporcionar os movimentos dos segmentos do esqueleto. Eis que é demandado do profissional do movimento compreender todos os fatores envolvidos no movimento, a fim de, em tratamento, conduzir as terapias de forma adequada, condicionando essas estruturas a obter as respostas desejadas de cada técnica, método e ação terapêutica.

No desempenho de atividades diárias, laborais e, até mesmo, gestos desportivos, verificam-se aplicações desse conhecimento no movimento e equilíbrio do corpo. O sistema de alavancas pode ser utilizado no raciocínio clínico da velocidade e da amplitude de movimento à custa da força. Os braços de força curtos e os braços de resistência longos exigem grande força muscular na movimentação. Isso é evidente na musculatura do braço, em que o bíceps tem de 2,5 a 5 cm de braço de força e o tríceps, menos que isso.

Exemplos assim se replicam em todo o corpo, de modo que, do ponto de vista prático, o planejamento de exercícios, movimentos e gestos esportivos é muito importante. Quanto mais longa é a alavanca, maior é sua eficácia no que concerne à velocidade. No entanto, para executar bem um movimento em um menor tempo, o ideal é um braço de alavanca curto (Floyd, 2016).

Síntese

O desenvolvimento da cinesiologia ocorreu ao longo de centenas de anos. Atualmente, essa ciência combina os conhecimentos anatômicos e o funcionamento estrutural, baseando-se na física e na mecânica para descrever os movimentos corporais com excelência.

A cinemática analisa o movimento descrevendo suas características na perspectiva espacial e temporal, ao passo que a cinética examina e descreve as forças que agem sobre o sistema corporal. Em contrapartida, as estruturas biológicas desempenham papéis essenciais na variação do movimento humano e, por isso, é mandatório que os profissionais do movimento conheçam todas as variáveis, para aplicarem seus conhecimentos nessa área em prol da prevenção, manutenção, tratamento e reabilitação das mais diversas disfunções do organismo humano.

Quando pretendem mencionar ou descrever algum segmento ou procedimento, os profissionais têm de indicar as localizações anatômicas por meio da posição anatômica de referência e dos termos anatômicos e direcionais alinhados aos planos de secção e eixos de movimento.

Outro aspecto necessário para a terapia do movimento é o conhecimento aprofundado das propriedades dos tecidos biológicos, pois estes são estruturados para desempenhar funções complexas no organismo humano, como a realização de todo e qualquer movimento por meio de comandos do sistema nervoso e da contração de miofilamentos proteicos em um mecanismos quimicamente induzido. Considerando o "circuito" da contração muscular, é preciso contemplar todas as estruturas e tecidos que trabalham para esse fim e dos mecanismos inerentes a esse comando motor.

À compreensão desses tecidos e mecanismos em todas as suas pormenoridades somam-se os conhecimentos aprofundados sobre a osteocinemática (cadeias cinéticas) e os movimentos angulares articulares em suas minúcias. Conhecer de forma apurada a anatomia óssea, cada subtipo articular e suas classificações e a artrocinemática, isto é, a cinesiologia articular, municia o profissional com parâmetros de mobilidade completa e normal, o que viabiliza a decisão pela melhor conduta em cada situação de anormalidade.

Com base nas informações expostas neste capítulo, torna-se possível compreendermos os princípios do movimento segmentar global com base em seus pilares, isto é, os sistemas esquelético, articular e muscular. Unidos, eles formam o aparelho locomotor capaz de promover os movimentos dos segmentos do corpo humano em toda a sua complexidade.

Questões para revisão

1. (Consulpam – 2015 – Prefeitura de Tarrafas/CE – Fisioterapeuta) Assinale V para alternativas verdadeiras e F para as falsas:
   ( ) A artrocinemática refere-se ao movimento das superfícies intra-articulares.
   ( ) Se uma superfície articular côncava está se movendo, o componente de deslizamento ocorre na mesma direção que o rolamento ou movimento angular do corpo do osso.
   ( ) Durante a flexão do joelho com fêmur fixado, o corpo da tíbia rola anteriormente, enquanto a superfície articular da tíbia também desliza anteriormente.
   ( ) Durante a abdução da articulação glenoumeral, o corpo e a cabeça do úmero rolam cranialmente, enquanto a superfície articular de contato da cabeça do úmero desliza caudalmente.

   Marque a alternativa referente à sequência correta respectivamente:
   a) V, V, F, V.
   b) V, F, V, F.
   c) F, V, F, V.
   d) F, V, V, V.

2. (Vunesp – 2007 – Câmara de São Paulo/SP) Os movimentos angulares grosseiros do corpo dos ossos descritos nos três planos do corpo: flexão e extensão no plano sagital, abdução e adução no plano frontal e rotação medial e lateral no plano transverso se referem a:

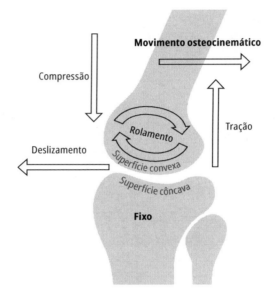

a) osteocinemática.
b) artrocinemática.
c) hipermobilidade.
d) amplitude de movimento passiva.
e) trabalho linear.

3. (UFTM – 2016 – UFTM – Tecnólogo em Biologia)

    Todos os termos de localização e direção usados em anatomia referem-se ao corpo humano na posição anatômica. Considerando essa informação, assinale a alternativa que contenha a afirmação **incorreta**:

    a) A posição anatômica refere-se ao corpo ereto, os braços estendidos ao longo do corpo, com os olhos, as palmas das mãos e os pés dirigidos anteriormente.
    b) O termo intermédio é utilizado para indicar a posição de uma estrutura ou órgão colocado entre outras duas, sendo uma medial e outra lateral.
    c) Medial e lateral são termos anatômicos de relação utilizados para determinar se uma estrutura do corpo está mais próxima ou mais distante do plano mediano.
    d) Os planos anatômicos sagitais são planos horizontais que dividem o corpo em parte superior e inferior.

4. O tecido muscular apresenta características próprias que permitem a realização de movimento. Existem três tipos: esquelético, cardíaco e liso. Descreva as células do tecido estriado esquelético que respondem a estímulos e apresentam seu citoplasma preenchido de filamentos proteicos contráteis.

5. As articulações são pontos de união entre as partes de um ou mais ossos. Descreva as principais funções dessas estruturas.

Questões para reflexão

1. Identifique e indique com setas, na Figura A, a seguir, os movimentos das articulações radioulnares e do cotovelo solicitados. Depois, para cada movimento, relacione o(s) músculo(s) agonista(s), o plano em que o movimento ocorre e o seu eixo de rotação.

1) Articulações do cotovelo
a) Flexão
b) Extensão

2) Articulações radioulnares
a) Pronação
b) Supinação

Figura A – Movimentos das articulações radioulnares e do cotovelo

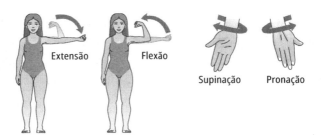

Agora, complete as lacunas nas frases a seguir:

O(s) músculo(s) _____ produz(em) _____ no plano _____ em torno do eixo _____.

O(s) músculo(s) pronadores produz(em) pronação no plano _____ em torno do eixo _____.

O(s) músculo(s) _____ produz(em) _____
no plano _____ em torno do eixo _____.
O(s) músculo(s) _____ produz(em) _____
no plano _____ em torno do eixo _____.

2. Registre os planos em que ocorrem os seguintes movimentos:
   a) Agachar-se
   b) Retirar a tampa de uma garrafa PET
   c) Sentar-se em uma cadeira
   d) Pendurar uma peça de roupa no varal

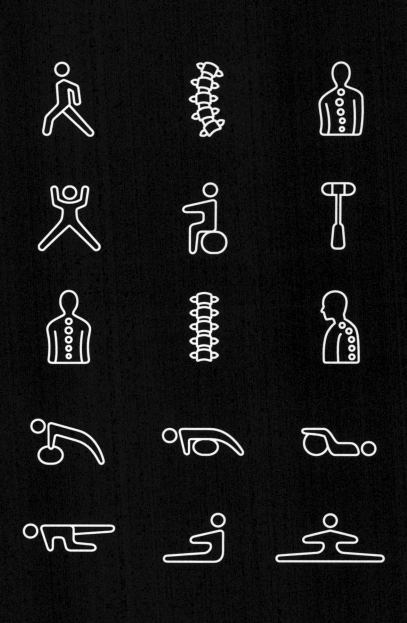

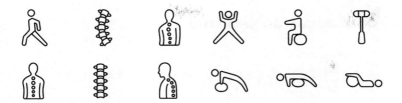

Capítulo 2
Disfunções do movimento humano: principais disfunções ortopédicas e neurológicas

Elgison da Luz dos Santos

Conteúdos do capítulo

- Disfunções do movimento humano.
- Principais disfunções ortopédicas e neurológicas.
- Distúrbios da coluna lombar.
- Alterações funcionais na cintura pélvica.
- Lesões recorrentes de membros inferiores.

Após o estudo deste capítulo, você será capaz de:

1. citar as principais alterações e causas das disfunções do movimento humano;
2. indicar as disparidades das afecções osteomioarticulares e nervosas;
3. comparar as lesões anatômicas com as respectivas disfunções que as ocasionam;
4. descrever a relação entre a cintura escapular e pélvica com funcionamento dos membros superiores e inferiores;
5. correlacionar o diagnóstico clínico com potenciais medidas de tratamento.

Neste capítulo, inicialmente, descreveremos as principais disfunções em coluna cervical, cintura escapular e membros superiores (MMSS). Em seguida, abordaremos as disfunções em coluna lombar, momento em que trataremos da cintura pélvica e membros inferiores (MMII).

A compreensão eficiente do diagnóstico clínico para elaboração de uma conduta de tratamento depende do conhecimento do funcionamento normal do corpo e da análise de seus aspectos fisiopatológicos.

2.1. Disfunções na coluna cervical, na cintura escapular e nos membros superiores

Abaixo da cabeça estão localizados a coluna cervical, a cintura escapular e os MMSS. Essas estruturas têm funções específicas individuais e interrelacionais que promovem a funcionalidade e a amplitude de movimento dessas articulações (Calais-Germain, 2002).

Os comprometimentos que afetam a coluna cervical podem, por exemplo, irradiar e afetar tanto a cintura escapular quanto os MMSS, conforme ilustra a Figura 2.1. Nas subseções a seguir, abordaremos as principais disfunções que incidem em cada uma dessas estruturas (Lech et al., 2004).

Figura 2.1 – Coluna vertebral, cintura escapular e membros superiores

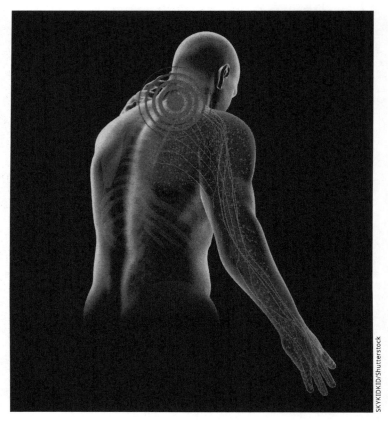

2.1.1 Principais disfunções da coluna cervical

A coluna cervical é um segmento de sete vértebras. Trata-se da primeira subdivisão da coluna vertebral, localizada logo abaixo do crânio (Pezolato; Neves; Lopes, 2016), conforme ilustra a Figura 2.2.

Figura 2.2 – Coluna cervical

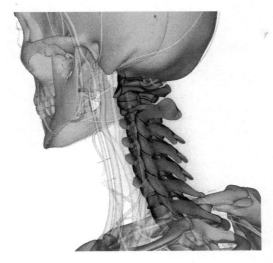

As principais afecções da coluna cervical acometem as estruturas locais e adjacentes da região. As lesões cervicais podem afetar o sistema ósseo, o sistema muscular, as articulações, os discos vertebrais, os nervos e o sistema circulatório (Hamill; Knutzen, 2012).

Alterações funcionais apresentam-se em quadros como algia, redução de amplitude de movimento, tensão, crepitação e edema. Na sequência, destacamos algumas das principais disfunções que afetam a coluna cervical (Fagundes; Vargas, 2018).

Deformação da curvatura

A deformação da curvatura fisiológica é o desvio do eixo fisiológico do segmento da coluna (Figura 2.3).

Figura 2.3 – Disfunções posturais cervicais

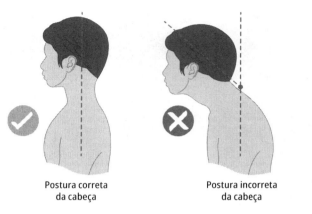

Postura correta da cabeça   Postura incorreta da cabeça

Apesar de não ser a mais recorrente das curvaturas da coluna vertebral afetada, trata-se de uma deformação que pode ocorrer em todas as idades, devido a fatores mecânicos envolvendo as estruturas adjacentes, como desequilíbrios musculares ou lesões ósseas e ligamentares que comprometem a coluna cervical (Falcão; Marinho; Sá, 2007).

Fraturas cervicais

A incidência de fraturas ósseas nas vértebras cervicais é significativa (Figura 2.4). Isso porque há uma variedade de acidentes ósseos, de causas diversas, que podem acarretar uma descontinuidade do tecido ósseo.

Figura 2.4 – Fraturas cervicais

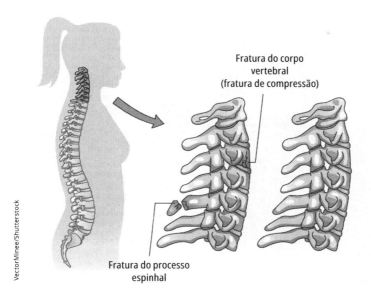

Uma fratura na coluna cervical ocasiona lesões em estruturas adjacentes. Um exemplo é o acometimento de lesão medular alta, que apresenta alto risco de acometer diversos níveis de grupos nervosos causando limitações funcionais (Defino, 2002).

Luxação e subluxação cervical

A luxação é a perda de contato das facetas articulares (Figura 2.5), no caso, da coluna cervical (C2-C7). Pode ocasionar bloqueio das facetas articulares, gerando instabilidade e comprometendo a mobilidade; pode decorrer desse quadro disfunção da coluna e aumento do risco de lesões musculoesqueléticas e neurológicas. (Defino et al., 2007).

Figura 2.5 – Luxação cervical

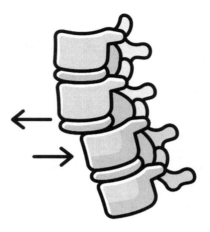

Os casos de subluxações cervicais são raros e geralmente estão associados a alguma patologia primária causadora do quadro disfuncional. A estrutura cervical que costuma ser afetada com maior recorrência, nas condições citadas previamente, é a articulação atlantoaxial. A subluxação atlantoaxial é a redução de alinhamento entre as duas primeiras vértebras da coluna cervical (Cesca et al., 2014).

Lesões articulares

As articulações presentes na coluna cervical são distribuídas anatomicamente promovendo mobilidade e funcionalidade das estruturas da cabeça e do pescoço (Hebert et al., 2016). Por apresentar maior grau de mobilidade – se comparado, por exemplo, ao segmento seguinte, a coluna torácica –, a coluna cervical é mais suscetível a lesões e processos degenerativos, conforme ilustra a Figura 2.6.

Figura 2.6 – Lesões articulares cervicais

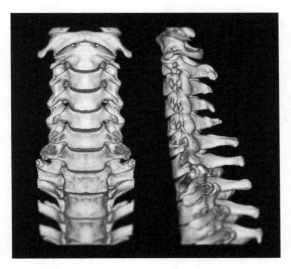

Nas articulações cervicais, as lesões articulares mais incidentes ocorrem por processos degenerativos estruturais, causados por desgastes, que acarretam, por conseguinte, disfunções da coluna cervical (Hebert et al., 2016).

Hérnias discais cervicais

As hérnias discais, que podem ocorrer em qualquer extensão da coluna vertebral, também acometem a região cervical. Apesar de não ser a parte mais atingida, a estrutura cervical promove mobilidades com grandes amplitudes de movimento, o que possibilita a herniação discal (Albuquerque et al., 2013).

Assim, quando ocorre a deslocação do disco intervertebral para a porção externa, instalam-se disfunções importantes por compressão das estruturas locais e circunvizinhas, conforme ilustra a Figura 2.7.

Figura 2.7 – Herniação discal cervical

Disco cervical normal

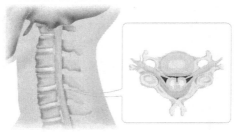

Herniação discal cervical

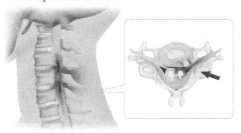

Lesões musculares e ligamentares cervicais

Assim como em outras disposições do corpo, a coluna cervical pode apresentar lesões musculares, como distensão e estiramentos, e entorse de ligamentos que promovem a funcionalidade da estrutura (Hebert et al., 2016).

Geralmente, essas lesões são ocasionadas por aplicação de força além da capacidade, esforço repetitivo e postura inadequada sustentada por longos períodos (Menoncin et al., 2010).

2.1.2 Principais disfunções da cintura escapular

A cintura escapular apresenta uma complexidade funcional peculiar, pois sua biomecânica envolve diversas estruturas que, quando atuam de maneira conjunta, promovem e permitem amplitude de movimento e funcionalidade (Martini; Timmons; Tallitsch, 2009).

Para clarificarmos as disfunções que afetam a cintura escapular, temos de especificar as estruturas que a compõem. Inicialmente, assinalamos que toda a funcionalidade dessa região é, como em todo o corpo humano, dependente de estruturas ósseas, musculares, ligamentares, vasculares e nervosas (Hebert et al., 2016). Em se tratando dos ossos, a cintura escapular é composta de escápula, úmero, clavícula e manúbrio do esterno (Figura 2.8).

Figura 2.8 – Cintura escapular

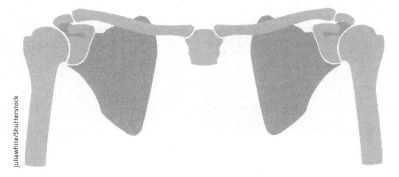

juliawhite/Shutterstock

Sequencialmente, as cinco articulações que formam a cintura escapular são divididas em três verdadeiras, ou anatômicas, e duas fisiológicas. As verdadeiras ou anatômicas são a esternoclavicular, a acrômioclavicular e a glenoumeral. Já as fisiológicas são a escapulotorácica e a subacromial (Martini; Timmons; Tallitsch, 2009).

Esse breve panorama das estruturas ósseas e articulares que compõem a cintura escapular revela que, sequencialmente, os ligamentos e músculos da região estão ligados a outras estruturas articulares, como os músculos do pescoço e do braço (Hebert et al., 2016).

Fraturas da cintura escapular

Conforme explicamos, os ossos da cintura escapular são a clavícula, o úmero, a escápula e o esterno. Essas estruturas podem sofrer descontinuidade de tecido ósseo por diversas causas. Além disso, como estão interrelacionadas, uma lesão de fratura em um dos ossos compromete a função de todo o segmento (Hebert et al., 2016).

Figura 2.9 – Fratura na cintura escapular

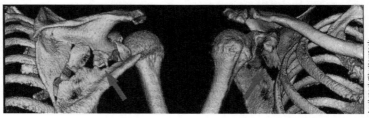

As fraturas mais recorrentes nessa região ocorrem por ordem de trauma de alta energia, como quedas de alturas e colisões de maior velocidade (Barbieri et al., 2001).

Figura 2.10 – Fratura clavicular

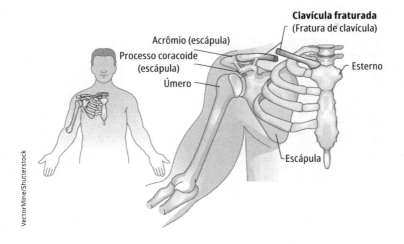

Lesões musculares da cintura escapular

A cintura escapular é revestida por músculos tanto na parte posterior do tórax quanto na parte anterior, o que promove a estabilidade e a funcionalidade que a região proporciona biomecanicamente (Figura 2.11). Os músculos que atuam na cintura escapular podem ser originados ou inseridos nos acidentes dos ossos que citamos na Subseção 2.1.2.2 (Martini; Timmons; Tallitsch, 2009).

Figura 2.11 – Cintura escapular: anatomia

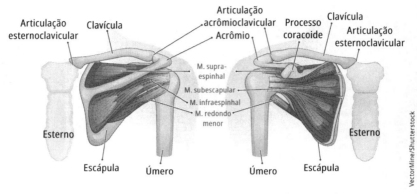

Os principais acometimentos musculares apresentam-se com quadros de tendinite, seguidos de estiramentos, distensões e pontos gatilhos miofasciais. Estruturalmente, as lesões com maior incidência acometem o manguito rotador (Figura 2.11), os músculos da escápula, que promovem estabilização e rotação do membro superior (MS) (Andrade; Correa Filho; Queiroz, 2004).

Discinesia escapular

A discinesia escapular, como o próprio termo sugere, é uma disfunção do movimento da escápula (Figura 2.12). Pode ser ocasionada por diversos fatores e está ligada a distúrbios e desequilíbrios musculares da região que comprometem, a longo prazo, estruturas adjacentes ao osso (Miana et al., 2009).

Figura 2.12 – Discinesia escapular

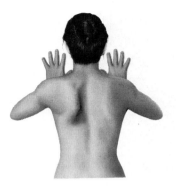

Chu KyungMin/Shutterstock

Luxação da cintura escapular

Como pontuamos, a luxação é uma descontinuidade das superfícies articulares ocasionada por alguma disfunção, o que acomete também a cintura escapular, principalmente na articulação glenoumeral, que é a região de união do úmero à escápula. O segundo tipo mais comum é a luxação na articulação acromioclavicular (Hebert et al., 2016).

Figura 2.13 – Luxação anterior e posterior glenoumeral

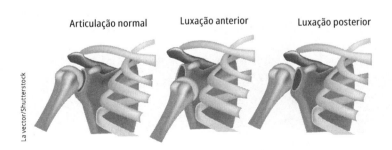

La vector/Shutterstock

A grande incidência de luxações na articulação glenoumeral deve-se ao fato de esta ser a estrutura que apresenta maiores graus de liberdade de mobilidade entre todas as que compõem a cintura escapular. Isso, no entanto, não impossibilita luxações e subluxações em outras articulações da região, que ocorrem geralmente como consequência de impacto e lesões recorrentes, mesmo que menos frequentemente (Marques et al., 2013).

Figura 2.14 – Luxação glenoumeral

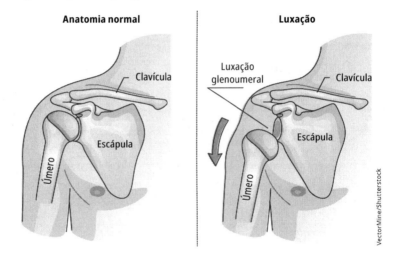

Lesões articulares da cintura escapular

Na Subseção 2.1.2, mostramos as articulações integrantes da cintura escapular. Agora, apresentaremos as principais disfunções que afetam essas estruturas.

As lesões por esforço repetitivo que acarretam processos inflamatórios locais com alta recorrência, quando não tratadas devidamente e retirado o agente causador, tendem a instalar processos degenerativos da articulação (Hebert et al., 2016). Geralmente, elas estão associadas ao recrutamento de força com excesso de carga, em que a musculatura não está habilitada a suportar, combinado a traumas diretos na estrutura (Ejnismann; Monteiro; Uyeda, 2008).

Figura 2.15 – Lesão articular de membro superior

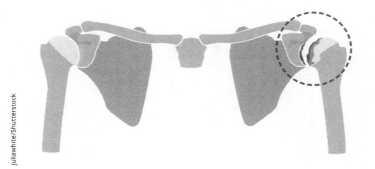

juliawhite/Shutterstock

Outras lesões articulares podem instalar-se devido a doenças autoimunes e fraturas não reparadas corretamente, por exemplo, as rupturas ligamentares representadas na Figura 2.16 (Ejnismann; Monteiro; Uyeda, 2008).

Figura 2.16 – Lesão ligamentar em membro superior

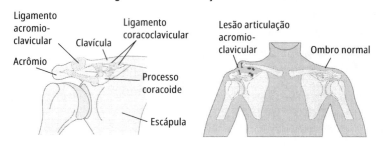

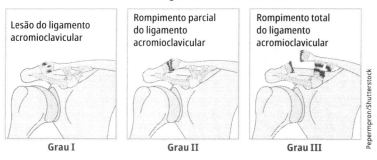

Disfunções posturais da cintura escapular

Anatomicamente, cada estrutura que compõe a cintura escapular tem suas particularidades fisiológicas de funcionamento. Alterações nesses padrões causam disfunções que afetam o sistema. Nesse sentido, disfunções geradas por alteração postural, quando acometem a cintura escapular, estão ligadas a desequilíbrios musculares e, consequentemente, comprometem outras estruturas adjacentes (Magee, 2010).

Nesse âmbito, as principais causas estão relacionadas à manutenção de postura incorreta e ausência de práticas de atividade física regular (Fagundes; Vargas, 2018).

Capsulite adesiva

A capsulite adesiva, também conhecida como *ombro congelado*, é uma síndrome inflamatória da cápsula de revestimento da articulação do ombro. Podendo estar relacionado a traumas, tendinites reincidentes, hérnia de disco cervical e longos períodos de imobilização da articulação, ocasiona limitação funcional e comprometimento da articulação do ombro (Ferreira Filho, 2005).

Figura 2.17 – Capsulite adesiva

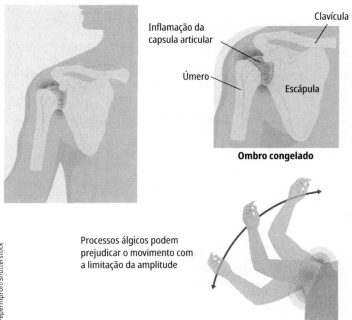

Disfunções do movimento humano   85

2.1.3 Principais disfunções de membro superior

Uma disfunção de MS consiste na restrição de funcionalidade envolvendo as articulações nas estruturas abrangentes. O MS é constituído por Úmero, ulna, rádio, carpos, metacarpos e falanges conforme indica a Figura 2.18 (Calais-Germain, 2002).

Figura 2.18 – Membro superior

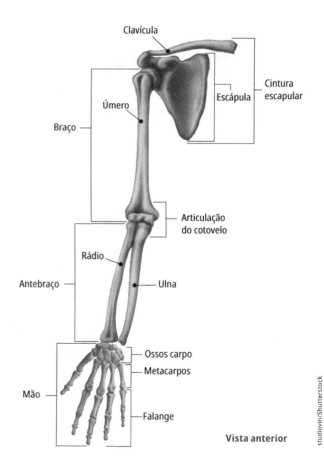

Vista anterior

Fraturas de membro superior

As fraturas que acometem o MS, em sua maioria, ocorrem por traumas de alta energia, que podem acarretar descontinuidade óssea em qualquer extensão do membro, desde o úmero até a falange distal (Hebert et al., 2016). O MS apresenta reflexo de proteção e, por isso, durante um trauma, por exemplo, em queda de nível, são incidentalmente acometidos de fraturas (Hebert et al., 2016).

Figura 2.19 – Fratura ulnar

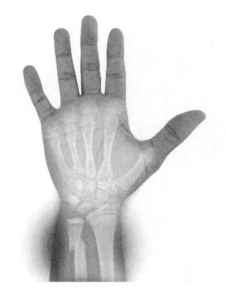

April stock/Shutterstock

Bursite de membro superior

A bursite é o resultado do processo inflamatório das bolsas sinoviais que estão localizadas ao redor das articulações e dos tendões dos rotadores, principalmente, no MS. Ocasionada predominantemente por lesões de esforço repetitivo e execução incorreta de movimento, quando não tratadas devidamente, podem acarretar calcificação dos tendões subjacentes (Soares et al., 2011).

Figura 2.20 – Bursite de membro superior

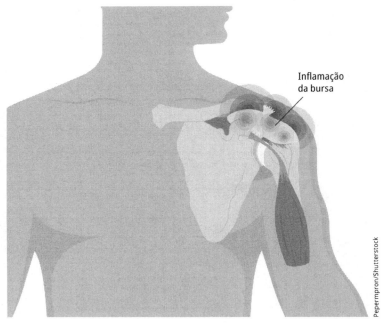

Lesão de SLAP

A lesão de SLAP é uma afecção que acomete o lábio superior da glenoide, atingindo tanto a estrutura glenoidal quanto o tendão da cabeça longa do bíceps. Por esse motivo, é caracterizada como uma disfunção de membro superior (Godinho et al., 1998).

Está relacionada a eventos traumáticos ou esforços repetitivos. Como ocorre em outros casos, provoca como sequela alterações de funcionalidade em estruturas adjacentes ao local lesionado (Fonseca, 2004).

Figura 2.21 – Lesão de SLAP

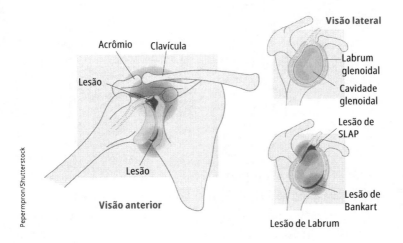

Lesão do plexo braquial

O plexo braquial é uma região com agrupamentos nervosos originados na medula espinhal que partem da região cervical em direção ao MS, inervando as estruturas funcionais (Calais-Germain, 2002).

Figura 2.22 – Plexo braquial

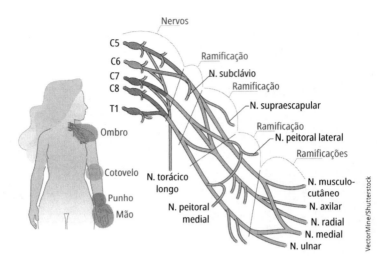

Lesões nessas estruturas ocasionam paralisias, alterações de sensibilidade e processos álgicos incapacitantes no MS. As causas são diversas e podem decorrer de traumas diretos, luxações, fraturas etc. (Hebert et al., 2016).

Figura 2.23 – Lesão de nervos em membro superior: paralisias nervosas da mão

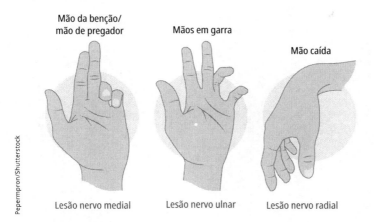

Epicondilites de membro superior

A epicondilite é uma lesão bastante comum no membro superior; trata-se, como o nome sugere, de uma inflamação na região dos epicôndilos, localizada no acidente ósseo do cotovelo, em que se inserem os músculos flexores e extensores do antebraço (Hebert et al., 2016).

Figura 2.24 – Epicondilite lateral, ou cotovelo de tenista

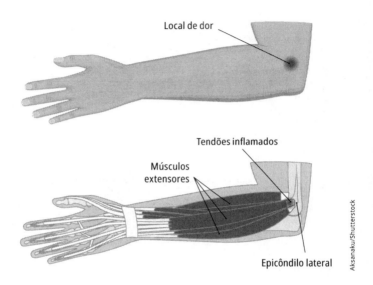

A epicondilite é classificada, de acordo com a natureza da estrutura lesionada, em medial e lateral. O epicôndilo medial abriga os tendões da porção mais interna do antebraço, os flexores, ao passo que o epicôndilo lateral abriga os tendões externos, os extensores (Cohen; Motta Filho, 2012).

Figura 2.25 – Epicondilite medial, ou cotovelo de golfista

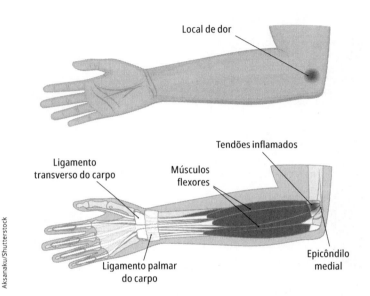

Entre as principais causas desse tipo de lesão, estão sobrecarga da estrutura, movimentos excessivos e desgastes que acometem a região tendínea inserida nos epicôndilos do cotovelo (Lech; Piluski; Severo, 2003).

Tenossinovite de Quervain

A tenossinovite é o processo inflamatório dos tendões e das bainhas tendinosas da base do polegar. Suas causas são diversas e não estão relacionadas diretamente ao esforço repetitivo. Esse tipo de lesão ocasiona desconfortos álgicos que levam à disfunção da estrutura local e adjacente (Medeiros et al., 2016).

Figura 2.26 – Tenossinovite de Quervain

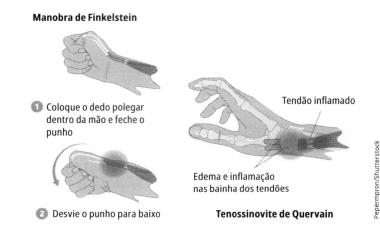

Se o paciente relatar dor, o teste é positivo

Síndrome túnel do carpo

A síndrome do túnel do carpo é uma lesão geralmente ligada a atividades de esforço repetitivo de movimento finos das mãos. Estruturalmente, a disposição local anatômica compromete seu aparecimento em caso de tensões excessivas. Ela ocorre quando existe a compressão do nervo mediano, ramo nervoso que passa no túnel do punho, região que conecta o antebraço à mão por meio de ligamentos, tendões e fibrocartilagem (Hebert et al., 2016).

Em situações que envolvam atividades extenuantes e cargas excessivas dessas estruturas, o nervo passa a ser comprimido e lesionado, o que causa dores e sintomas neurológicos na mão (Chammas et al., 2014).

Figura 2.27 – Síndrome do túnel do carpo

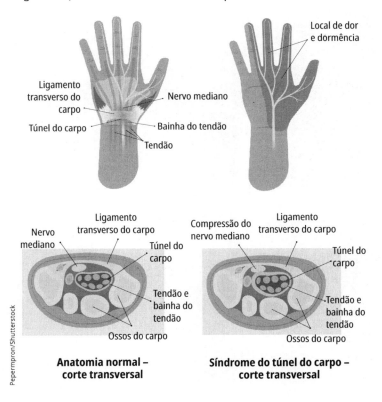

2.2 Disfunções na coluna lombar, na cintura pélvica e nos membros inferiores

Disfunções que afetam a extensão da coluna vertebral até os MMII têm correlação com diversos quadros clínicos. Nas subseções a seguir, comentaremos as principais afecções que ocasionam disfunções na coluna lombar, na cintura pélvica e nos membros inferiores.

Figura 2.28 – Cintura pélvica e membros inferiores

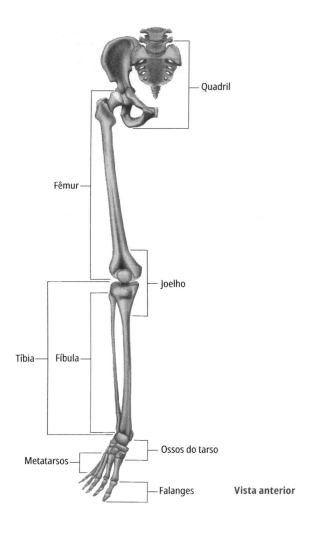

Vista anterior

2.2.1 Principais disfunções da coluna lombar

A região da coluna lombar (Figura 2.29) apresenta alta incidência de lesões e queixas álgicas, principalmente por ser a região de maior mobilidade na extensão da coluna vertebral (Magee; Zachazewski; Quillen, 2013).

Os sinais e sintomas mais recorrentes que afetam as estruturas da coluna lombar são dor, edema, redução de amplitude de movimento, formigamento e fraqueza muscular. As causas mais comuns estão associadas à postura e à mobilidade incorretas, à obesidade, ao processo de envelhecimento e ao sedentarismo (O'Sullivan; Schmitz, 2004).

Figura 2.29 – Coluna lombar

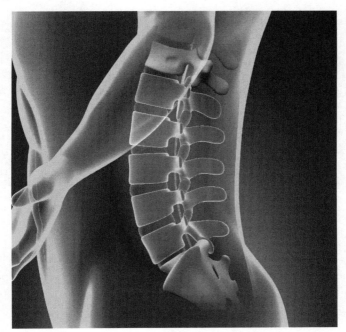

decade3d - anatomy online/Shutterstock

Disfunções do movimento humano

Lombalgia

A lombalgia, como o termo sugere, consiste em dor na região lombar. Trata-se de uma afecção extremamente comum, que acomete larga faixa etária populacional. Mais de 90% das pessoas sofrem pelo menos um episódio de lombalgia em suas vidas. Pode ser ocasionada por disfunção de qualquer estrutura adjacente à coluna vertebral lombar (Dutton, 2009). Suas causas multifatoriais serão abordadas nas subseções a seguir.

Figura 2.30 – Lombalgia

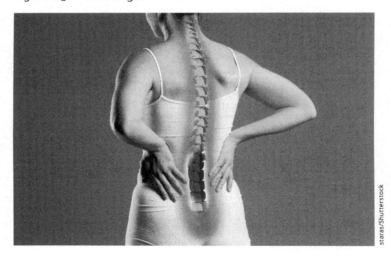

Alterações posturais lombares

Considerando que a postura corresponde aos ajustes realizados pela articulação para se manter em equilíbrio no espaço por meio de ações biomecânicas, as alterações posturais da região lombar são acometimentos disfuncionais que incidem sobre as estruturas adjacentes, modificando a postura fisiológica. Entre as alterações, as mais recorrentes são a hiperlordose e a escoliose lombar (O'Sullivan; Schmitz, 2004).

A hiperlordose é o aumento da curvatura lordose fisiológica da coluna decorrente de alterações posturais ocasionadas principalmente por desequilíbrios musculares. Como consequência, ocorrem processos álgicos e disfuncionais (Hebert et al., 2016).

Figura 2.31 – Desvios posturais

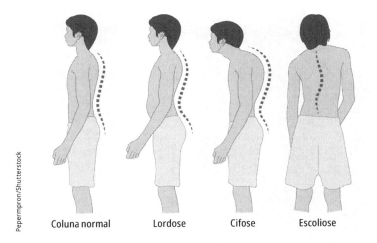

Coluna normal   Lordose   Cifose   Escoliose

Pepermpron/Shutterstock

Já a escoliose lombar consiste em uma curvatura lateral da coluna vertebral, também ocasionada por desequilíbrios musculares e posturas inadequadas sustentadas por longos períodos (Araújo et al., 2022).

Hérnia discal lombar

Ocorrendo de forma similar à herniação discal cervical, os quadros de hérnia de disco da coluna lombar caracterizam-se pelo deslocamento do espaço intervertebral, que, ao sair do eixo, pode ocasionar compressão das raízes nervosas, conforme ilustra a Figura 2.32. Os casos de herniação discal lombar estão relacionados, predominantemente, ao levantamento de carga excessiva associado à postura inadequada (Neumann, 2018).

Figura 2.32 – Hérnia discal lombar

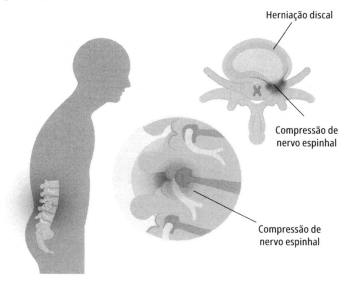

Lesões musculares lombares

Os músculos localizados na região lombar são divididos em grupos profundos e superficiais, que conferem estabilidade e mobilidade à coluna lombar (Martini; Timmons; Tallitsch, 2009). Entre as principais lesões musculares dessa região, figuram quadros de contratura e distensão relacionados a posturas inadequadas, excesso de carga e esforço repetitivo (Hebert et al., 2016).

Lesões nervosas lombares

Caracterizadas por compressão e danos nas raízes nervosas, na região lombar as lesões nervosas decorrem de disfunções associadas, como herniação discal e disfunções musculares. Podem apresentar comprometimentos com irradiação para os MMII e limitação funcional incapacitante. Entre as lesões nervosas da região, um quadro com incidência importante é o de ciatalgia, isto é, inflamação e dor no trajeto do nervo ciático, conforme ilustra a Figura 2.33 (Martin, 2014).

Figura 2.33 – Lesão do nervo ciático

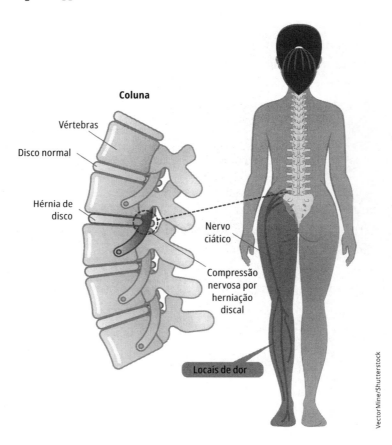

Espondiloartrose lombar

A espondiloartrose é um tipo de artrose que acomete a coluna vertebral, com alta incidência na região lombar. Geralmente relacionada ao processo de envelhecimento normal, causa processos degenerativos das vértebras, com possíveis alterações discais, ligamentares e musculares (Eduardo; Dias; Bernardelli, 2021).

Figura 2.34 – Espondiloartrose

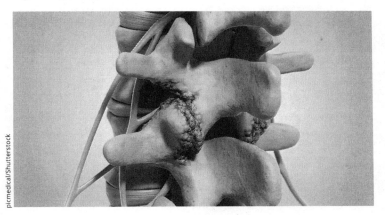

Espondilolistese lombar

Definida como um deslizamento entre vértebras, a espondilolistese ocorre quando uma das vértebras lombares desliza sobre a outra ocasionando perda do alinhamento da coluna e, por conseguinte, algias, deformidades e compressão nervosa. Tem causas multifatoriais, como trauma, queda de nível, acidente automobilístico e processos degenerativos (Tebet, 2014).

Figura 2.35 – Espondilolistese: estágios

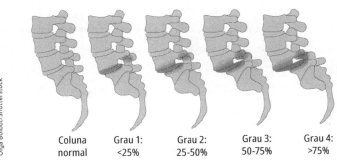

Coluna normal   Grau 1: <25%   Grau 2: 25-50%   Grau 3: 50-75%   Grau 4: >75%

Fraturas lombares

Processos de descontinuidade óssea e lesões de estruturas adjacentes, mais conhecidos como *fraturas*, acometem a região da coluna lombar, tendo causas multifatoriais (Figura 2.36).

Figura 2.36 – Fratura lombar

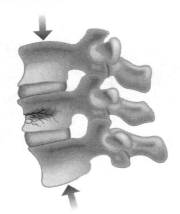

Uma lesão tecidual importante da região lombar é denominada *espondilólise*. Trata-se de uma fratura por estresse que ocorre na porção posterior da vértebra (Fontes et. al., 2009).

Síndrome da cauda equina

A cauda equina é um conjunto de raízes nervosas que se originam da medula espinhal na coluna lombar. Imersa em líquido cefalorraquidiano, atua na comunicação entre sistema nervoso central (SNC) e periférico (SNP). Desse modo, a síndrome da cauda equina é uma lesão grave ocasionada pela compressão e pela inflamação do feixe de nervos que dá continuidade à medula espinhal, na porção da coluna lombar (Fuso et al., 2013).

Espondilite anquilosante

A é um processo ainda desconhecido em que o sistema imunológico do organismo passa a atacar as próprias articulações. Essa alteração pode afetar a coluna vertebral lombar, atingindo os tecidos conjuntivos e ocasionando inflamações intervertebrais (Ferreira et al., 2008).

Figura 2.37 – Espondilite anquilosante

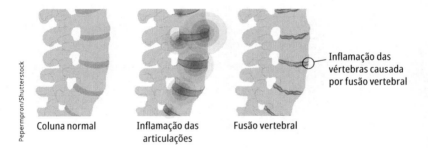

Estenose lombar

A estenose é definida como estreitamento do canal da medula vertebral, que pode ocorrer na coluna, essa lesão está relacionada aos processos de desgastes e herniações discais. A estenose lombar acarreta processos álgicos e sequelas neurológicas importantes (Brandt; Wajchenberg, 2008).

Figura 2.38 – Estenose lombar

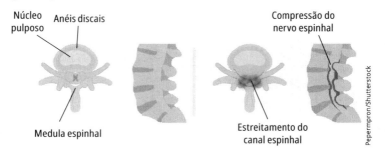

Neoplasias

As reproduções celulares anormais, denominadas *neoplasias*, podem afetar a coluna lombar. Nesse caso, a principal incidência é em tecidos ósseos. Contudo, a maioria dos casos está relacionada a quadros de metástases de tumores desenvolvidos em outras regiões do corpo que chegam à coluna vertebral (Araujo et al., 2013).

Figura 2.39 – Tumor na coluna vertebral

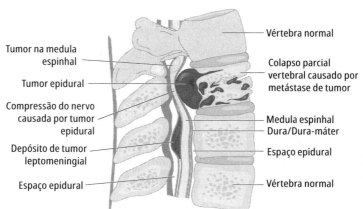

2.2.2 Principais disfunções da cintura pélvica

A cintura pélvica é formada pela junção dos ossos do quadril, do sacro e do cóccix, e tecidos musculares e conjuntivos adjacentes. Sua função é suportar o tronco e permitir a conexão e a funcionalidade dos MMII. Na sequência, analisaremos as principais afecções que acometem essa região (Hebert et al., 2016).

Fraturas da cintura pélvica

As fraturas que acometem a cintura pélvica podem atingir as estruturas ósseas da região, ou seja, as componentes do quadril – ílio, ísquio e púbis –, o sacro e o cóccix (Martini; Timmons; Tallitsch, 2009). Fraturas na cintura pélvica tendem a ser mais graves, pois há risco de lesão de órgãos internos da região abdominal inferior. Entre as principais causas, estão impactos de alta energia e queda de nível. Em idosos, verifica-se maior risco de descontinuidade óssea (Chueire et al., 2004).

Figura 2.40 – Fratura pélvica

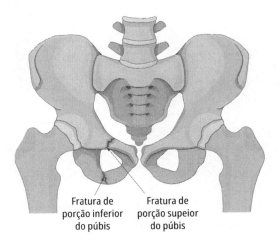

Luxações pélvicas

A principal articulação da cintura pélvica, que permite maior mobilidade e funcionalidade, é a coxofemoral. Por essa razão, trata-se da região com mais casos de descontinuidade articular, que acarretam luxação na estrutura. Entre as principais causas, envolvendo alterações ligamentares, musculares e ósseas, estão os traumas e os desequilíbrios sinérgicos da articulação (Giordano et al., 2003).

Figura 2.41 – Luxação coxofemoral

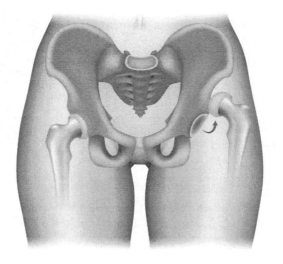

Tendinites da cintura pélvica

Os processos inflamatórios que acometem os tendões da cintura pélvica estão relacionados a lesões por esforço repetitivo envolvendo impacto, por exemplo, em atletas. Músculos que se inserem próximos à articulação coxofemoral e à sínfise púbica são os mais propensos a desenvolverem quadros de tendinite (Sales; Mejia, 2010).

Bursite da cintura pélvica

Lesão que acomete desde pessoas mais jovens até idosos, a bursite consiste no processo inflamatório da bursa – o tecido sinovial localizado na porção lateral do quadril, que atua como protetor entre os músculos laterais da coxa e os acidentes ósseos (Dani; Azevedo, 2006). Esses quadros de processos inflamatórios ocorrem principalmente por lesões de impacto e esforço repetitivo, podendo ocasionar quadro álgico intenso no local e irradiar para estruturas adjacentes (Schwartsmann et al., 2014).

Figura 2.42 – Bursite trocantérica

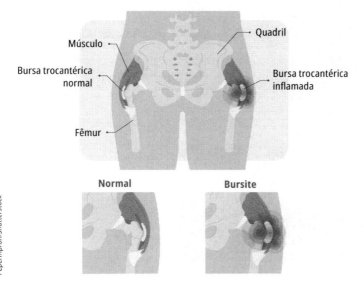

Pepermpron/Shutterstock

Disfunções do movimento humano 109

2.2.3 Principais disfunções dos membros inferiores

Os MMII são estruturas muito importantes, uma vez que proporcionam ao corpo humano sustentação do peso corporal e locomoção por meio de diversos ajustes biomecânicos. As estruturas que os integram são o fêmur, a patela, a tíbia, a fíbula, o tarso, os metatarsos e as falanges. As disfunções mais recorrentes na região envolvem as articulações do joelho e do tornozelo (Martini; Timmons; Tallitsch, 2009).

Fratura de membros inferiores

As fraturas de MMII são ocasionadas por quedas de nível e traumas diretos multifatériais que causam descontinuidade óssea das estruturas. O osso do fêmur está diretamente relacionado a lesões de alta energia em pessoas mais jovens e fraturas de queda de nível em idosos – cenário em que é muito recorrente (Assunção et al., 2009).

De modo geral, as fraturas que acometem os MMII decorrem de traumas isolados e, em alguns casos, de lesões por esforço repetitivo e alta carga em práticas esportivas (Ferreira, 2000).

Figura 2.43 – Fraturas femorais

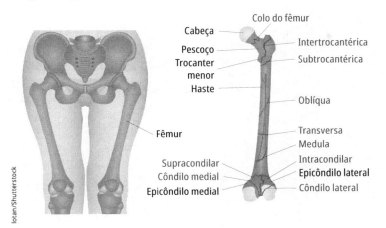

Luxação de membros inferiores

Conforme já expusemos, a luxação é desencadeada pela descontinuidade fisiológica da articulação decorrente de diversas causas. Predominantemente, as luxações de membro inferior (MI) acometem atletas ou têm relação com traumas isolados. Articulações do joelho e do tornozelo apresentam maiores incidências de luxações e subluxações estruturais (Kupczik et al., 2013).

Figura 2.44 – Luxação de joelho

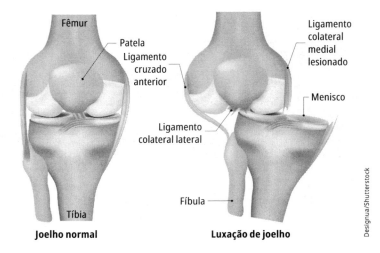

Lesões articulares de membros inferiores

As principais afecções que acometem as articulações de MMII relacionam-se a lesões da cápsula articular, ligamentares e meniscais. Suas principais causas são desequilíbrios musculares e traumas diretos, em que ocorre a não possibilidade de sustentação da articulação por parte das funções estabilizadoras, acarretando lesões articulares (Camanho, 2001).

Inflamações por lesões recorrentes e tratamentos equivocados ou interrompidos ocasionam a instalação de processos degenerativos da articulação, que podem envolver disfunções progressivas e incapacitantes (D'Elia et al., 2005).

Figura 2.45 – Osteoartrite de joelho

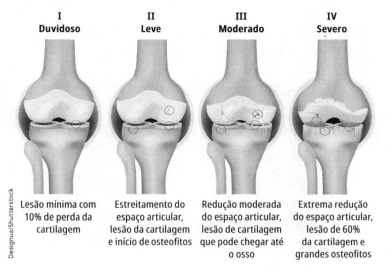

Lesões musculares de membro inferior

Os músculos dos MMII atuam na manutenção do equilíbrio durante a locomoção, compreendendo estruturas de grande extensão por suas funções individuais e interrelacionais. As principais lesões dos tecidos musculares dos MMII podem ser divididas em duas categorias: estiramentos e distensões (Hebert et al., 2016).

São caracterizadas como estiramento muscular de MMII lesões que acometem o ventre muscular, geralmente ocasionadas durante esforço excessivo em contração excêntrica. Esse tipo de lesão pode acometer principalmente os grupos musculares dos MMII, como quadríceps, isquiotibiais e tríceps sural (Clebis; Natali, 2001).

Já as distensões musculares são lesões que acometem a região de união do músculo ao tendão, causando rompimento de suas fibras, principalmente por esforços excessivos durante contrações concêntricas (Diogo et al., 2014).

Figura 2.46 – Lesões musculares em membros inferiores

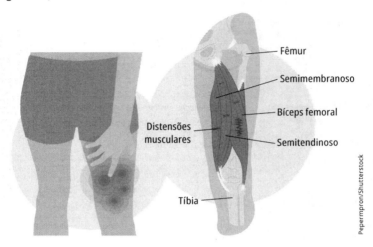

Tendinopatia patelar

A tendinopatia patelar é uma lesão que acomete o tendão patelar, formado pela continuação do tendão dos músculos extensores do joelho, que se unem lateral e medialmente ligando o osso da patela à tíbia. As causas desse tipo de lesão estão relacionadas a esforço repetitivo e a traumas diretos na estrutura. Os danos podem ocasionar rupturas e processos degenerativos (Cohen et al., 2008).

Figura 2.47 – Tendinite patelar, ou joelho de saltador

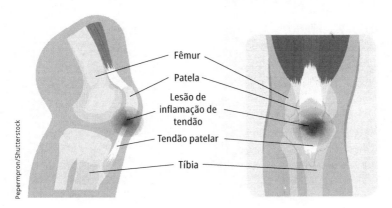

Tendinopatia de calcâneo

A tendinopatia de calcâneo é a disfunção do tendão do grupo muscular tríceps sural, o mais forte do corpo humano, que se insere na região do tarso no osso calcâneo. Lesões com processos inflamatórios recorrentes são as principais causas dessa doença e estão relacionadas a sobrepeso e a esforço excessivo repetitivo da estrutura (Mansur et al., 2020).

Figura 2.48 – Tendinopatia de calcâneo

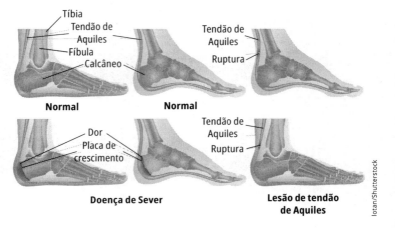

Entorse de tornozelo

Entorse de tornozelo é uma lesão bastante frequente que acomete os ligamentos da região, geralmente ocasionada após uma torção. As lesões são classificadas em três níveis. No grau I, há apenas estiramento leve e roturas microscópicas das fibras dos ligamentos. Já no grau II, ocorre uma ruptura parcial do ligamento. Por fim, no grau III, verifica-se uma descontinuidade completa do ligamento (Rodrigues; Waisberg, 2009).

Figura 2.49 – Entorses de tornozelo

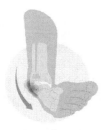 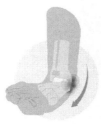 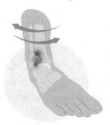

Inversão
Tornozelo gira para fora e lesiona ligamento deltoide

Eversão
Tornozelo gira para dentro e o pé para fora

Entorse grave de tornozelo
A perna e o pé giram externamente (torção)

Pepermpron/Shutterstock

Fascite plantar

A fascite plantar é o processo inflamatório da estrutura denominada *fáscia plantar*, tecido que reveste os músculos na porção inferior dos pés que liga o társo às falanges do MI. Essa lesão é causada por sobrecarga excessiva nas estruturas de apoio, que ocasiona estresse do tecido fibroso (Ferreira, 2014).

Figura 2.50 – Fascite plantar

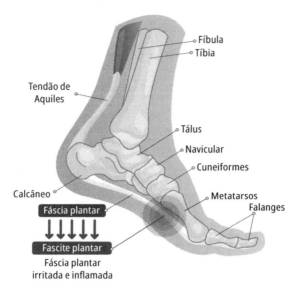

Para saber mais

Para complementar seus conhecimentos, recomendamos a leitura do seguinte artigo de revisão:

DE SOUZA BERNARDO, E.; ENGELMANN, J. Principais fatores biomecânicos relacionados à postura em praticantes do ballet clássico e sua relação com a fisioterapia aliada ao Pilates: revisão de literatura. **Inova Saúde**, v. 13, n. 2, p. 155-166, 2023. Disponível em: <https://www.periodicos.unesc.net/ojs/index.php/Inovasaude/article/view/4314/6516>. Acesso em: 29 jun. 2023.

> O vídeo a seguir permite perceber, com auxílio de uma animação 3D, o que acontece com as estruturas musculoesqueléticas quando o indivíduo se mantém sentado com postura incorreta por longos períodos:
>
> PROLONGED sitting and back pain. Canal de Muscle and Motion. Disponível em: <https://www.youtube.com/watch?v=rX1JPAuhEX8>. Acesso em: 29 jun. 2023.

Síntese

O corpo humano é composto de diversas estruturas complexas que funcionam de maneira interdependente. Logo, quando ocorre uma lesão, outras partes, além do local afetado, têm seu funcionamento prejudicado. Uma resposta em cadeia é iniciada para reparar o local lesionado e um processo inflamatório se instala.

O processo de reparo das lesões acarreta, não raro, um agravo temporário na doença primária, ocasionando, assim, afecções musculoesqueléticas e disfunções. Para profissionais que atuam no tratamento de distúrbios do corpo humano, é necessário compreender como ocorre a instalação de um distúrbio patológico e as alterações correlatas.

É importante considerar os diferentes sistemas do corpo humano e como cada um se comporta quando afetado por lesões e suas respectivas alterações. Isso porque alguns sistemas se relacionam diretamente, de modo que o comprometimento de um afeta o funcionamento do outro.

Um exemplo pontual, descrito no decorrer deste capítulo, é a possibilidade de uma lesão mecânica osteomioarticular acarretar um comprometimento neurológico.

Somente após a compreensão de como os distúrbios funcionais se instalam, de como o corpo trabalha e responde a eles, é possível ofertar uma avaliação eficiente e um posterior tratamento assertivo.

Sendo assim, neste capítulo, expusemos as principais disfunções do movimento humano, bem como os comprometimentos ortopédicos e neurológicos mais recorrentes na prática clínica. Descrevemos também o comportamento interdependente dos sistemas do corpo e como estes se relacionam no processo de reparo de lesões.

Questões para revisão

1. Para o profissional do movimento, compreender a anatomia fisiológica é essencial para analisar um distúrbio funcional. A esse respeito, assinale a opção correta:
    a) A articulação do ombro com a junção de suas estruturas anatômicas forma a cintura pélvica, que permite os movimentos funcionais do membro superior.
    b) O manguito rotador é composto de músculos que se inserem na porção proximal do úmero, sendo eles o subescapular, o supraespinhal, o redondo menor e o infraespinhal, apenas.
    c) As alterações que afetam a coluna vertebral não apresentam sinais inflamatórios, apenas acarretam disfunção de movimento.

d) A cintura escapular é composta de três articulações, uma verdadeira/anatômica e duas fisiológicas.
e) Na herniação discal, que ocorre apenas na coluna cervical, há deslocamento do disco intervertebral.

2. (Upenet/Iaupe – 2017 – UPE – Fisioterapeuta) A cintura escapular, uma das articulações mais complexas do corpo humano, é capaz de realizar movimentos em diversos planos anatômicos e, por depender essencialmente da musculatura para proporcionar estabilidade, é, intrinsecamente, uma articulação instável. Acerca da anatomia dessa articulação, assinale a alternativa correta.
   a) A cintura escapular é constituída pelas primeiras costelas, esterno, clavícula, úmero e escápula.
   b) O movimento da articulação glenoumeral é potencializado pelas articulações esternoclavicular e acromioclavicular e pelo movimento entre a escápula e o tórax.
   c) A articulação glenoumeral apresenta superfícies articulares mais profundas, o que proporciona um auxílio na sustentação da sua estrutura, que efetivamente é feita pela musculatura do ombro.
   d) Na extremidade lateral da espinha escapular, está localizado o processo coracóide que, projetando-se posteriormente, articula-se com a clavícula.
   e) O corpo do esterno é o local de fixação para cada clavícula, que funciona como uma estrutura entre o esterno e a escápula, permitindo movimentos adicionais.

3. A capsulite adesiva:
   a) também pode ser denominada *ombro congelado*.
   b) pode estar relacionada a traumas.

c) pode ser causada por tendinites reincidentes.

d) pode ser causada por herniação discal cervical e imobilização.

e) Todas alternativas estão corretas.

4. Cite cinco estruturas anatômicas ósseas e cinco estruturas anatômicas musculares que integram os membros inferiores.

5. Com o que a lesão de SLAP pode estar relacionada?

Questões para reflexão

1. Por que há correlação entre lesões ortopédicas e neurológicas? Cite uma doença ortopédica que pode ser causada por uma lesão neurológica e uma doença neurológica que pode ser causada por um distúrbio ortopédico.

2. É importante compreender a anatomia normal do corpo humano para entender as disfunções do movimento? Justifique sua resposta.

3. Como o entendimento do profissional de saúde acerca do processo fisiopatológico de disfunções interfere na conduta de tratamento?

Capítulo 3

Disfunções do movimento humano relacionadas ao controle motor, ao controle postural, ao equilíbrio e à marcha

Elgison da Luz dos Santos

Conteúdos do capítulo

- Sistema nervoso.
- Lesões suprademedulares e medulares.
- Controle motor e postural.
- Anatomia e fisiologia do equilíbrio.
- Anatomia e fases da marcha.

Após o estudo deste capítulo, você será capaz de:

1. descrever o funcionamento do sistema nervoso e suas respectivas estruturas anatômicas;
2. correlacionar lesões do sistema nervoso com as possíveis alterações funcionais;
3. associar os processos do controle motor com as disfunções do movimento;
4. relacionar as afecções do sistema de equilíbrio com a instalação de alterações funcionais biomecânicas;
5. associar as fases da marcha com as respectivas ações musculares e articulares de membro inferior.

Neste capítulo, abordaremos o sistema nervoso e as principais lesões supramedulares e medulares. Sequencialmente, discutiremos a ação do controle motor, postural e do equilíbrio pelo conjunto de estruturas nervosas. Além disso, discorreremos sobre a anatomia dos membros inferiores (MMII) e sua correlação com a marcha e suas fases.

O entendimento anatômico e suas funções normais são essenciais para a compreensão das disfunções que podem ser desencadeadas em caso de lesão de alguma estrutura. Por isso, trataremos das principais disfunções do movimento humano correlacionando suas funções mecânicas e nervosas.

3.1 Sistema nervoso

O sistema nervoso (SN) é um conjunto de órgãos e estruturas responsáveis por funções complexas de sensibilidade, de integração e motoras do corpo humano (Figura 3.1). Inicialmente, é importante compreender que o SN é dividido em dois grupos, o sistema nervoso central (SNC) e o sistema nervoso periférico (SNP). Integram o SNC as estruturas do encéfalo e da medula espinhal. O SNP, por sua vez, é composto de nervos e gânglios que representam a continuidade da medula espinhal, os quais entram em contato com as regiões periféricas do corpo humano (Radanovic, 2015).

Figura 3.1 – Sistema nervoso

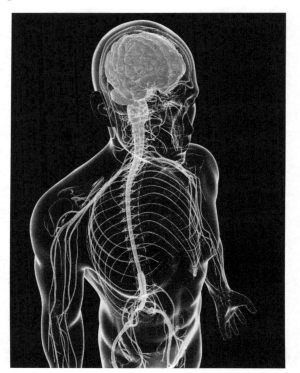

O SNC atua na regulação de tarefas complexas, como nos estímulos musculares e glandulares, interligando estruturas centrais e periféricas na manutenção do funcionamento homeostático do organismo (Radanovic, 2015).

Figura 3.2 – Nervos cranianos

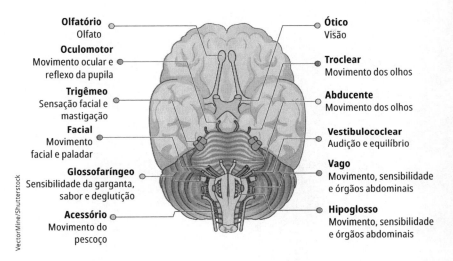

As comunicações neurológicas de integração entre o SN e o corpo são realizadas por caminhos que conectam e permitem a passagem dos estímulos. O SN tem ao total 43 nervos que efetuam as ações de conexões: 12 nervos cranianos (Figura 3.2) e 31 nervos espinais (Figura 3.3) – 8 cervicais, 12 torácicos, 5 lombares, 5 sacrais e 1 coccígeo (Martin, 2014).

Figura 3.3 – Medula espinal e raízes nervosas

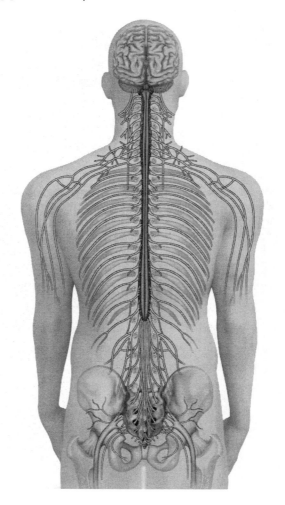

O estímulo nervoso é transmitido por meio dos neurônios (Figura 3.4), estruturas que recebem e propagam os impulsos nervosos. Eles são divididos em classes: sensitivos ou aferentes, interneurônios ou neurônios de associação e neurônios motores ou eferentes (Rubin; Safdieh, 2008).

Figura 3.4 – Neurônio

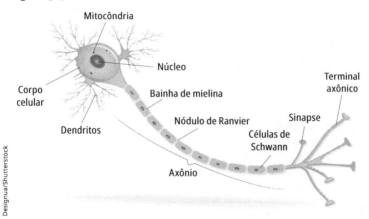

São denominados *neurônios sensitivos* ou *aferentes* aqueles que levam os estímulos da periferia ao SNC. Já os interneurônios, ou neurônios de associação, são aqueles que conectam os neurônios, por exemplo, um aferente ao eferente. Por sua vez, os neurônios motores ou eferentes transmitem os estímulos do SNC a um órgão executor, como glândulas ou músculos estriados esqueléticos (Kiernan, 2003), conforme exemplifica Figura 3.5.

Figura 3.5 – Comunicação entre o sistema nervoso e o corpo humano

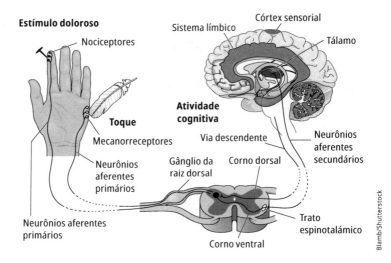

O SNP divide-se funcionalmente em sistema nervoso somático (SNS) e sistema nervoso autônomo (SNA). De maneira clara, o SNS atua no controle de funções voluntárias tanto aferentes quanto eferentes, e o SNA efetua a regulação de atividades involuntárias (Martini; Timmons; Tallitsch, 2009).

Além disso, o SNA apresenta uma subdivisão em sistemas simpático e parassimpático (Figura 3.6). O primeiro controla as respostas do organismo em situações de emergência e estresse. O segundo atua na regulação da volta à homeostase do corpo e em algumas regulações vitais de órgãos (Radanovic, 2015).

Figura 3.6 – Sistemas simpático e parassimpático

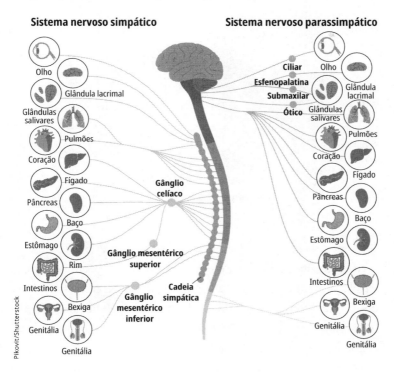

Para clarificarmos o complexo funcionamento do SN, é necessário detalharmos algumas de suas principais estruturas que atuam na manutenção do funcionamento do organismo.

O encéfalo (Figura 3.7) é formado pelo cérebro, que se divide em em lobos, telencéfalo (massa cinzenta e branca), diencéfalo (tálamo e hipotálamo), sistema límbico, tronco encefálico (mesencéfalo, ponte e bulbo) e cerebelo, que são protegidos pelas meninges, líquor (líquido cefalorraquiano – LCR) e caixa craniana (Martin, 2014).

Figura 3.7 – Encéfalo: corte medial

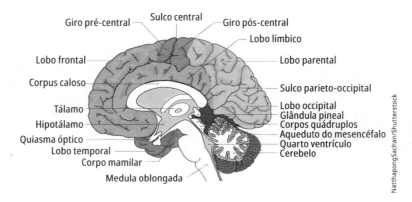

A medula espinal transmite as informações aferentes e eferentes do organismo, por exemplo, coordenar atividades musculares e reflexas (Rubin; Safdieh, 2008). Localiza-se na coluna, dentro dos forames vertebrais, do final do tronco encefálico até aproximadamente a segunda vértebra lombar, na qual é seguida pela cauda equina (Kiernan, 2003).

A medula espinhal também é protegida pelas meninges e apresenta duas intumescências, cervical e lombar, das quais saem as raízes nervosas que permitem a conexão do SNC com o organismo (Misulis; Head, 2008). Em uma análise transversal, conforme a Figura 3.8, é possível verificar a existência de cornos anteriores, que são a porção motora, e posteriores, que correspondem à parte sensitiva (Brasil Neto; Takayanagui, 2013).

Figura 3.8 – Corte transversal medula espinal e transmissão de impulsos nervosos

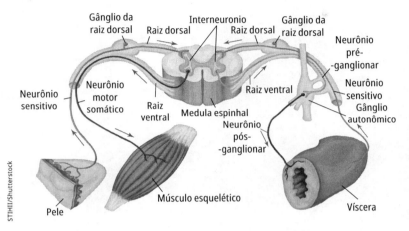

Os estímulos nervosos ocorrem por meio do potencial de ação. Internamente, as células nervosas têm uma voltagem diferente daquela de seu exterior. Essa diferença é mantida de acordo com a concentração de íons, e o potencial de ação é responsável por atingir o limiar de excitabilidade, favorecendo a despolarização da membrana celular (Radanovic, 2015). A regularização da despolarização e repolarização é coordenada principalmente pela ação da bomba sódio potássio (Martin, 2014).

Figura 3.9 – Neurônio e sinapse química

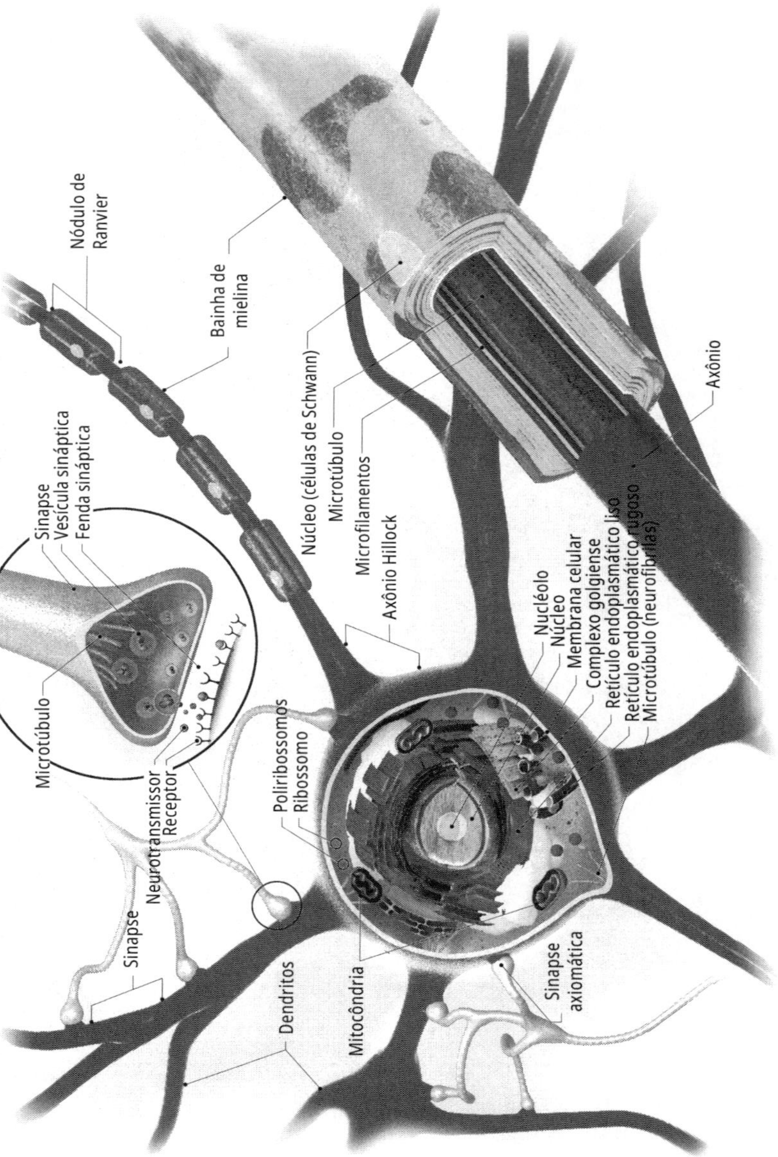

Christoph Burgstedt/Shutterstock

O potencial de ação permite a sinapse, que transmite os impulsos nervosos. A sinapse ocorre na região de comunicação entre os neurônios, podendo ser química ou elétrica. A sinapse química (Figura 3.9) ocorre unidirecionalmente através de neurotransmissores e sem contato interneurônios; já a sinapse elétrica (Figura 3.10) é bidirecional e ocorre na junção comunicante entre os neurônios (Misulis; Head, 2008).

Figura 3.10 – Neurônio e sinapse elétrica

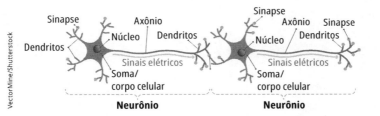

Dessa maneira, o SN atua regulando as funções sensitivas, integradoras e motoras do organismo (Misulis; Head, 2008).

3.2 Lesões supramedulares e lesões medulares

Conforme indicado na seção anterior, o SN têm funções complexas e especificas em cada região. Assim, suas estruturas trabalham de forma interdependente, de modo que, quando há uma falha em determinada região, esta repercute em outras partes (Martins Jr., 2021).

As lesões supramedulares acometem o SNC acima da medula espinal, ou seja, no encéfalo e em suas estruturas. Entre elas, as principais são as traumáticas, como contusão, concussão e laceração, que podem ocasionar diferentes níveis de traumatismo cranioencefálico (Silva, 2017). Por sua vez, as lesões encefálicas não traumáticas (Figura 3.11) podem ocorrer de forma direta e local, – como em doenças neurodegenerativas que ocasionam lesões neurológicas com sequelas importantes – ou por meio de doenças indiretas – que consistem em sequelas de outras complicações, como acidente vascular encefálico (AVE), paralisia cerebral e neoplasias (Silva e Souza et al., 2003).

Figura 3.11 – Principais lesões encefálicas não traumáticas

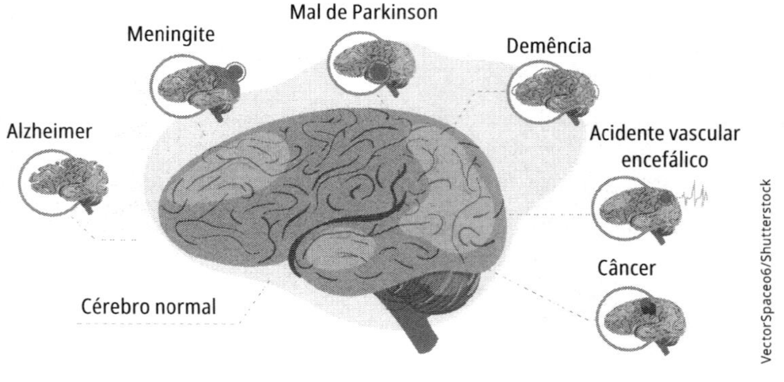

As lesões supramedulares correspondem a algumas das afecções que acometem o SNC acima no nível da medula espinal.

O encéfalo exerce funções de acordo com cada região estrutural. Desse modo, lesões encefálicas que acometem o SNC acarretam sequelas na parte do corpo correlacionada à região do encéfalo afetada (Martins Jr., 2021). Por exemplo, uma lesão – seja traumática, seja vascular, seja neoplásica – que acomete o lobo occipital pode provocar distúrbios relacionados à visão, pois essa região exerce o controle e o processamento de estímulos visuais (Nunes; Marrone, 2002).

Nos casos de lesões supramedulares antes do nível de decussação das pirâmides (estrutura localizada no tronco encefálico), há um comprometimento no corpo no lado oposto ao hemisfério encefálico em que ocorreu a lesão (Greenberg; Aminoff; Simon, 2014). Assim, uma lesão que atinja o córtex motor no hemisfério esquerdo pode gerar detrimentos motores no lado direito do corpo.

As lesões medulares (Figura 3.12) são afecções diretas na medula espinal. Podem ser de diferentes etiologias: traumática, ferimentos por arma de fogo (FAF), ferimentos por arma branca (FAB), queda, acidente automobilístico, mergulho, câncer, infecção e processos degenerativos (Ina; Hidaka; Silva, 2022).

Figura 3.12 – Lesão da medula espinal

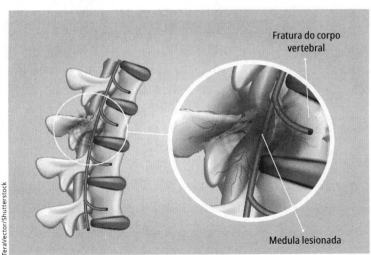

Além disso, uma lesão da medula espinal pode ser completa, quando há rompimento total das fibras no nível de afecção, ou incompleta, se o rompimento for parcial (Kiernan, 2003).

A lesão medular provoca interrupção no funcionamento normal da estrutura, impedindo a transmissão dos estímulos nervosos entre o SNC e o restante do corpo humano. Essa ausência de comunicação nervosa acontece de acordo com o ponto em que ocorreu o dano, comprometendo predominantemente funções no local da lesão e nos níveis abaixo, conforme o grau de rompimento das fibras nervosas (Martin, 2014).

3.3 Controle motor pelo sistema nervoso central

O controle motor executado pelo SNC consiste em uma sequência de ações que atuam de forma coordenada para efetuação do movimento (Rubin; Safdieh, 2008), conforme exemplifica a Figura 3.13. No início da execução do movimento, a primeira área a ser ativada é a região pré-frontal no córtex. Essa área tem relação com a intenção do movimento que será posteriormente concluído em outras áreas motoras (Radanovic, 2015).

Sequencialmente, uma região é recrutada por meio do sistema sensorial, que recebe um *input* para planejamento do movimento. Assim, são selecionadas informações sensoriais importantes dos sistemas visual, tátil e auditivo, para, então, prosseguir o planejamento nas áreas secundárias, quais sejam, as regiões pré-motora e motora suplementar. Estas, por sua vez, processam as informações recebidas e recrutam as áreas dos núcleos da base e do cerebelo, que, ao receberem e processarem as informações, planejam de forma adequada a função em questão desde o início do movimento até seu término, calculando a sequência de movimentos, a coordenação motora e a força necessárias para o *feedforward* – isto é, os mecanismos antecipatórios da execução do movimento em si, alterando e alinhando a postura corporal para, no giro pré-central, principiar o movimento propriamente dito (Kiernan, 2003).

Essa sequência de ações acontece graças às conexões entre os neurônios. Durante a execução do movimento planejado, o SNC recebe *feedbacks* da ação e realiza os ajustes e as adaptações necessários para um controle motor efetivo que atenda às expectativas arquitetadas (Figura 3.13) (Misulis; Head, 2008).

Figura 3.13 – Integração do SNC no controle motor

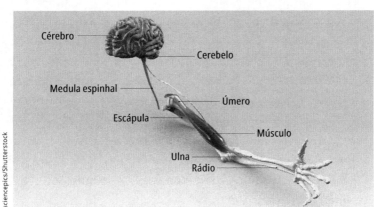

3.4 Controle postural pelo sistema nervoso central

O controle postural é realizado por meio do SNC, que auxilia na habilidade de execução e manutenção de uma posição desejada durante uma atividade, podendo esta ser estática ou dinâmica (Radanovic, 2015).

Essa ação é combinada para orientação e estabilidade do centro de massa e da base de suporte do indivíduo. Para tanto, são necessários complexos impulsos coordenados, integrando o cerebelo e diferentes sistemas corporais, como o somatossensorial, o vestibular e o visual (Martin, 2014).

O sistema somatossensorial recebe as informações de propriocepção das articulações e dos músculos estriados esqueléticos, para, então, encaminhá-las ao SNC, que as processa e, então, executa os ajustes necessários (Rubin; Safdieh, 2008). Por sua vez, o sistema visual comunica a posição do corpo em relação ao meio externo, providenciando informações de distâncias e posicionamentos. Já o sistema vestibular atua predominantemente nas informações e no controle de equilíbrio estático e dinâmico, questão a ser analisada na Seção 3.3 a seguir (Kiernan, 2003).

Pela atuação conjunta desses três sistemas, o SNC interpreta as informações recebidas e gera uma resposta para ativar as sinergias musculares da cabeça, dos olhos, do tronco e dos membros para manutenção e controle da postura (Martini; Timmons; Tallitsch, 2009).

3.5 Equilíbrio pelo sistema nervoso central

O controle e a manutenção do equilíbrio pelo SNC ocorrem por meio de sensores do movimento, que nada mais são do que as integrações dos sistemas corporais, principalmente o sistema vestibular e o cerebelo (Fornasari, 2001).

As orientações espaciais do equilíbrio, detectando movimento de velocidade, ocorrem de maneira sequencial e coordenada. Inicialmente, identifica-se a posição da cabeça em relação aos olhos e, posteriormente, em relação ao corpo. Informações sensoriais são captadas e processadas no SNC por meio do sistema vestibular. Em seguida, o cerebelo recebe e processa as informações sensoriais e elabora uma resposta motora com o SNC (Silva, 2017).

O sistema vestibular (Figura 3.14) localiza-se próximo ao osso temporal e divide-se estrutural e funcionalmente em labirinto ósseo, labirinto membranoso e células ciliadas (Misulis; Head, 2008). Essas estruturas captam, de forma sensível, a velocidade e o deslocamento da cabeça nos três planos de eixos de movimento, alinhando e conectando os movimentos da cabeça e identificando flexões, extensões, rotações e inclinações laterais, aceleração linear, ação da gravidade e inclinações estáticas (Nunes; Marrone, 2002).

Figura 3.14 – Sistema vestibular

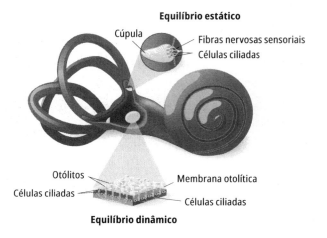

As células ciliadas presentes no sistema vestibular possibilitam a manutenção do equilíbrio. Elas atuam como sensores biológicos, convertendo o deslocamento provocado pelo movimento cefálico, o qual desloca a endolinfa causando uma descarga neural (Brasil Neto; Takayanagui, 2013).

Combinado ao sistema vestibular, o cerebelo (Figura 3.15) atua integrado ao SNC na manutenção do equilíbrio estático e dinâmico e no aprendizado motor durante tarefas que recrutam maior necessidade de equilíbrio. Ele age de forma inconsciente e involuntária, gerando respostas de equilíbrio em comunicação com medula espinhal e córtex de ações vestibulocecerebelares (Neumann, 2018).

Figura 3.15 – Função cerebelar

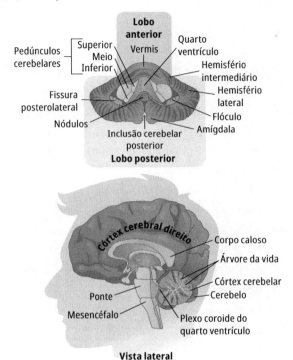

- Regula os movimentos motores
- Coordena os movimentos voluntários
- Atua na definição da postura, no equilíbrio, na coordenação e na fala

3.6 Marcha humana

A marcha humana é uma importante atividade fruto da combinação e interrelação entre os músculos estriados esqueléticos. Ela é esquematizada por uma divisão do corpo acima do quadril – com o controle de tronco atuando na postura corporal – e do quadril e MMII (Figura 3.16) – responsáveis pela locomoção (60% em fase de apoio e 40% em balanço) (Calais-Germain, 2002).

O movimento de um membro é chamado *passo*, e uma troca de MMII é denominada *passada* (Kendall et al., 2007). A marcha humana divide-se em fases. A primeira é conhecida como *contato inicial* e consiste no contato do calcanhar com a superfície – por meio da estabilização do tornozelo pelos músculos tibial anterior e extensores longos dos dedos, da extensão do joelho de forma passiva e do controle do quadril pelo extensor glúteo máximo, o que restringe torques reflexos antecipatórios (Neumann, 2018).

Sequencialmente, a segunda fase é a resposta de carga, em que o peso do corpo é transferido sobre o membro com plantiflexão de tornozelo e flexão de joelho – para absorção do choque – e mantido pela contração do tibial anterior e dos extensores longos dos dedos, com pequena contração dos músculos isquiotibiais e glúteo médio, para inibir a queda contralateral do quadril (Oatis, 2014; Kendall et al., 2007).

Figura 3.16 – Músculos do membro inferior

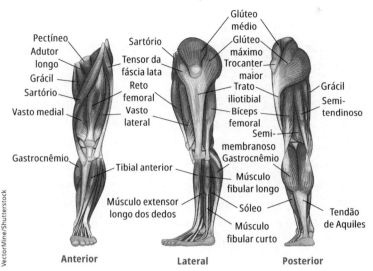

A terceira fase é denominada *apoio médio*. Nela ocorre a dorsiflexão do tornozelo, a extensão do joelho e a estabilização do quadril por meio da ação do tríceps sural, que restringe a velocidade de avanço da tíbia e do quadríceps na extensão do joelho (O'Sullivan; Schmitz, 2004).

Em seguida, na quarta fase, ocorre o apoio terminal com a elevação do calcanhar, a queda livre do corpo e a ação do tríceps sural, estabilizando a tíbia em conjunto com os gastrocnêmicos, que realizam tensão para liberar o joelho estendido e iniciar a flexão (Dutton, 2009).

Na quinta fase, chamada *pré-balanço*, inicia-se o aumento da plantiflexão de tornozelo com uma maior flexão de joelho. Assim, perde-se gradativamente a extensão do quadril, com a ação limitada de atividade do tríceps sural, que reduz intensidade. Além disso, há o avanço da perna devido à ação dos adutores longo e magno (Perry, 2001).

Na sexta fase, dita *balanço inicial*, realiza-se a flexão de quadril e joelho com redução da plantiflexão do tornozelo pela ação muscular do ilíaco, do bíceps femoral, do tibial anterior e dos extensores longos dos dedos.

Na sétima fase, segue-se o balanço médio, com flexão do quadril, extensão passiva do joelho e dorsiflexão dos tornozelos, por meio da ação dos músculos tibial anterior, extensores longos dos dedos e ilíaco (Oatis, 2014; Kendall et al., 2007).

Na oitava fase, denominada *balanço terminal*, há uma desaceleração do quadril e do joelho, desencadeando a extensão do joelho e a dorsiflexão de tornozelo pela ação dos músculos isquiotibiais, vastos, tibial anterior e extensores longos dos dedos (Perry, 2001).

3.7 Análise da marcha humana

A análise da marcha humana demanda, primariamente, a correta compreensão de cada fase e das funções dos músculos (Dutton, 2009).

Figura 3.17 – Fases da marcha

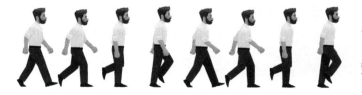

Conforme indicado na seção anterior, as fases da marcha humana (Figura 3.17), que ocorrem de forma coordenada, sofrem interferência direta de fatores como amplitude de movimento (ADM) articular e força muscular (Perry, 2001).

Recursos como análise visual através da inspeção, avaliação de ADM, comparação de imagem via gravação simples ou em laboratório específico com refletores em pontos anatômicos permitem uma avaliação minuciosa da marcha, possibilitando a detecção de algum comprometimento que altere o padrão (Neumann, 2018).

> **Para saber mais**
>
> Para complementar esta abordagem, recomendamos a leitura deste artigo de atualização científica:
>
> BORGES, R. R. et al. Manutenção dos efeitos do treinamento de caminhada no desempenho da marcha em sobreviventes de acidente vascular encefálico: uma revisão sistemática. **Revista Brasileira de Prescrição e Fisiologia do Exercício**, v. 17, n. 107, p. 71-82, 2023. Disponível em: <http://www.rbpfex.com.br/index.php/rbpfex/article/view/2684/1899>. Acesso em: 2 jul. 2023.
>
> O seguinte vídeo apresenta uma aula a propósito das fases da marcha e da ação muscular:
>
> BIOMECÂNICA da marcha: análise da marcha normal (Aula completa) – Rogério Souza. Canal de Neurofuncional. Disponível em: <https://www.youtube.com/watch?v=4BiRCzCKrd0>. Acesso em: 2 jul. 2023.

Síntese

As disfunções do movimento são estritamente correlacionadas com os sistemas nervoso e mecânico. Cada estrutura que compõe a anatomia desses sistemas tem funções especificas, de modo que, quando ocorre uma lesão, há uma reação em cadeia que os compromete de maneira geral.

O sistema nervoso é um agrupamento complexo e sensível que atua regulando todo o corpo humano, incluindo, portanto, o movimento funcional. Quando há a interrupção da comunicação nervosa com o restante do organismo, alterações funcionais significativas podem se instalar.

As lesões supramedulares e medulares têm configurações específicas e, assim, comportam-se de modo individual quando há comprometimentos em órgãos que as integram.

Compreender o funcionamento interdependente do corpo humano, correlacionando os sistemas, é essencial para a análise do ser como um todo. Logo, o entendimento do funcionamento estrutural normal é pré-requisito para o estudo das disfunções.

Após a compreensão de todas as estruturas e suas respectivas funções, torna-se possível avaliar o quadro clínico disfuncional para, então, traçar um objetivo efetivo e uma conduta de tratamento.

O estudo deste capítulo permite que o leitor associe as estruturas do corpo a possíveis comprometimentos funcionais. Além disso, os conteúdos aqui apresentados auxiliam na confirmação do funcionamento dos sistemas de maneira interdependente, bem como na análise das principais *nuances* do controle motor no corpo humano.

Questões para revisão

1. (UECE-CEV – 2021 – UECE) O sistema nervoso humano é dividido em sistema nervoso central (SNC) e sistema nervoso periférico (SNP). A respeito das funções desses sistemas, escreva V ou F conforme seja verdadeiro ou falso o que se afirma nos itens abaixo.
   ( ) O SNP, constituído do encéfalo e da medula espinal, integra e processa as informações que o restante do organismo envia ou recebe.
   ( ) O SNC é responsável pela elaboração dos pensamentos, das memórias e das emoções.
   ( ) O SNC é formado por nervos e gânglios, cuja função é manter o fluxo de informações entre o SNP e o restante do corpo.

   A sequência correta, de cima para baixo, é:
   a) V, V, V.
   b) F, V, F.
   c) V, F, V.
   d) F, F, F.

2. As comunicações neurológicas de integração entre o sistema nervoso (SN) e o corpo são transmitidas por caminhos que conectam e permitem a passagem dos estímulos. O SN tem, ao total, 43 nervos que efetuam as ações de conexões, sendo eles: 31 nervos cranianos e 12 nervos espinais. Marque a alternativa correta:
   ( ) Afirmação verdadeira
   ( ) Afirmação falsa.

3. São músculos dos membros inferiores:
   a) deltoide e extensor dos dedos.
   b) grácil e sartório.
   c) pronador e infraespinhal.
   d) redondo menor e subescapular.

4. Denomine as estruturas indicadas na Figura A de acordo com a anatomia neuronal:

Figura A – Estruturas do neurônio

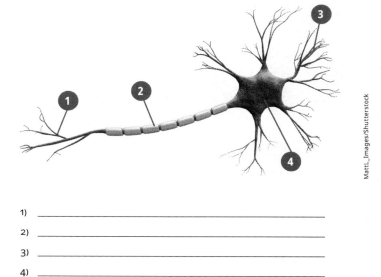

1) _____
2) _____
3) _____
4) _____

5. Descreva as fases da marcha, relacionando cada uma delas a, ao menos, um movimento articular dos membros inferiores.

Questões para reflexão

1. Sintetize como o sistema vestibular atua integrado ao sistema nervoso. Em sua resposta, destaque as principais funções dessa integração.

2. Qual é a ação do cerebelo na coordenação motora e no equilíbrio?

3. Como um desequilíbrio osteomioarticular pode interferir na marcha alterando suas fases?

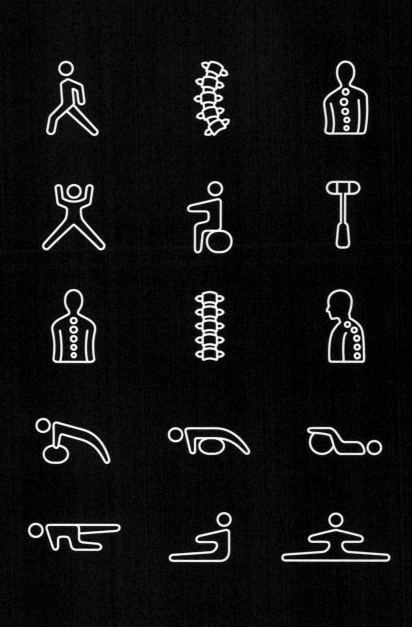

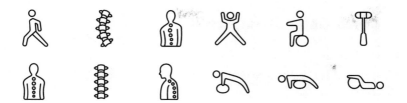

Capítulo 4
Avaliação cinético-funcional

Maria de Fátima Fernandes Vara

Conteúdos do capítulo

- Avaliação cinético-funcional.
- Anamnese e exame físico (inspeção e palpação).
- Instrumentação e testes para exame físico.
- Avaliação postural.
- Testes neurológicos.
- Avaliação da funcionalidade
- Classificação Internacional de Funcionalidade, Incapacidade e Saúde (CIF).

Após o estudo deste capítulo, você será capaz de:

1. reconhecer todas as etapas da avaliação cinético-funcional;
2. compreender a necessidade da avaliação cinético-funcional;
3. realizar a avaliação cinético-funcional.

Neste capítulo, descreveremos as etapas da avaliação cinético-funcional, necessária para a elaboração de um programa de tratamento adequado e individualizado. Trata-se do primeiro componente de um ciclo que engloba todo o tratamento fisioterapêutico. Quando possível, identifica-se a causa exata do comprometimento, buscando determinar a estrutura anatômica envolvida e todos os possíveis fatores que contribuem para a condição.

Portanto, é fundamental conhecer todas as etapas dessa avaliação, a começar pela identificação do paciente, na qual o profissional solicita informações pessoais, como nome, data de nascimento, endereço contato telefônico, escolaridade, profissão e informações sobre as atividades de vida diária (AVDs) etc.

4.1 Anamnese e exame físico (inspeção e palpação)

Cada etapa da avaliação deve ser considerada para que o fisioterapeuta formule hipóteses sobre a condição do paciente. Inicialmente, realiza-se uma breve avaliação dos sistemas cardiovascular, pulmonar, tegumentar, musculoesquelético e neuromuscular, bem como das habilidades cognitivas, de linguagem e de aprendizado do paciente. O profissional, então, seleciona testes e medidas com base em hipóteses formadas durante o processo de anamnese e a avaliação.

Os dados de testes e medidas são usados para apoiar ou refutar as observações. A avaliação requer a síntese de todas as informações coletadas durante o exame. O diagnóstico e o prognóstico são subfatores específicos do processo. Nesse sentido, o diagnóstico fisioterapêutico é formulado com base em um conjunto de sinais e sintomas tipicamente associados a diferentes condições, como distúrbios ou síndromes, deficiências, limitações de atividades ou restrições de participação.

Além disso, o diagnóstico orienta o fisioterapeuta na determinação de estratégias de intervenção apropriadas para cada paciente, o que possibilita a formulação de um prognóstico.

É possível determinar o nível esperado de melhoria funcional com base em todos os fatores avaliados e observados? A resposta a essa pergunta depende da experiência do profissional para utilizar, da melhor forma possível, as informações obtidas. Afinal, as intervenções são selecionadas e implementadas com base nos achados da avaliação. Todo o processo é dinâmico, flexível e inter-relacionado, pois vários fatores podem influenciar o processo de reabilitação.

Muitos aspectos contribuem para uma boa avaliação do paciente, que não depende apenas das respostas às perguntas, mas também da capacidade do profissional em estar atento a todos os detalhes durante o processo.

De acordo com a Resolução n. 414, de 19 de maio de 2012, do Conselho Federal de Fisioterapia e Terapia Ocupacional (Coffito), Artigo 1º,

> é obrigatório o registro em prontuário das atividades assistenciais prestadas pelo fisioterapeuta aos seus clientes/pacientes.
>
> § 1º: Para efeito desta Resolução prontuário fisioterapêutico é documento de registro das informações do cliente/paciente devendo ser minimamente composto de:
>
> I – Identificação do cliente/paciente: nome completo, naturalidade, estado civil, gênero, local e data de nascimento, profissão, endereço comercial e residencial;

II – História clínica: queixa principal, hábitos de vida, história atual e pregressa da doença, antecedentes pessoais e familiares; tratamentos realizados;

III – Exame clínico/físico: descrição do estado de saúde físico funcional de acordo com a semiologia fisioterapêutica;

IV – Exames complementares: descrição dos exames complementares realizados previamente e daqueles solicitados pelo próprio fisioterapeuta;

V – Diagnóstico e prognóstico fisioterapêuticos: descrição do diagnóstico fisioterapêutico considerando a condição de saúde físico funcional do cliente/paciente estabelecendo o provável prognóstico fisioterapêutico que compreende a estimativa de evolução do caso;

VI – Plano terapêutico: descrição dos procedimentos fisioterapêuticos propostos relatando os recursos, métodos e técnicas a serem utilizados e o(s) objetivo(s) terapêutico(s) a ser(em) alcançado(s), bem como o quantitativo provável de atendimento;

VII – Evolução da condição de saúde fisiofuncional do cliente/paciente: Descrição da evolução do estado de saúde do cliente/paciente, do tratamento realizado em cada atendimento e das eventuais intercorrências;

VIII – Identificação do profissional que prestou a assistência: Assinatura do fisioterapeuta que prestou a assistência fisioterapêutica com o seu carimbo identificando seu nome completo e o seu número de registro no Conselho Regional de Fisioterapia e Terapia Ocupacional – Crefito de acordo com os Artigos 54 e 119 da Resolução Coffito 08 de 20 de fevereiro de 1978 e a data da realização de todos os procedimentos. (Coffito, 2012).

Considerando que o diagnóstico fisioterapêutico é formulado com base nos resultados da avaliação, cada detalhe deve ser considerado. A elaboração de um plano de tratamento requer a compreensão de cada dado obtido e da relação entre eles.

4.1.1 Anamnese

Quais itens fazem parte da anamnese?

- **Queixa principal**: o paciente descreve o que está sentindo ou o fato que o levou a buscar ajuda. Deve ser registrada conforme descrição do paciente, segundo informações colhidas (SIC).
- **História da doença atual**: deve-se preencher com nomenclatura técnica a história clínica do paciente, desde o início dos sinais e sintomas, detalhando, na medida do possível, duração, intensidade, descrição dos fatores que promovem alívio ou piora do quadro e outras informações consideradas relevantes para a avaliação.
- **História da doença pregressa**: devem-se registrar episódios anteriores, mesmo que não tenham relação com a condição atual.
- **Antecedentes pessoais e hábitos de vida do paciente**: deve-se considerar o histórico do paciente, destacando as informações relacionadas aos hábitos de vida.
- **Histórico familiar**: deve-se obter informações sobre as condições de saúde dos familiares do paciente – avós, pais, irmãos, filhos –, bem como causa e idade de óbito, quando for o caso.
- **Medicamentos**: deve-se anotar os medicamentos utilizados pelo paciente.

Sinais vitais

Os sinais vitais do paciente devem ser observados, pois podem fornecer informações importantes. Na Figura 4.1, estão esquematizados os quatro sinais vitais.

Figura 4.1 – Sinais vitais

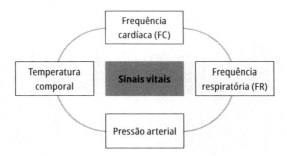

Além de saber quais são, o profissional de fisioterapia precisa saber avaliá-los e interpretá-los.

Frequência cardíaca

Para aferir a FC, o avaliador palpa uma artéria, sendo a mais comum a radial (Figura 4.2).

Figura 4.2 – Palpação da artéria radial

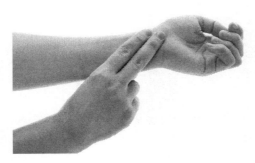

Outra forma de avaliar a FC é por meio de um frequencímetro ou monitor cardíaco (Figura 4.3). Os valores inferiores a 60 ppm indicam bradicardia, aqueles entre 60 e 100 ppm indicam normocardia, e os superiores a 100 ppm indicam taquicardia. Entretanto, pessoas treinadas podem apresentar valores mais baixos dentro dos padrões de normalidade.

Figura 4.3 – Dois aparelhos com frequencímetro/monitor cardíaco

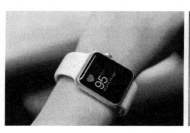 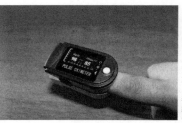

Temperatura

A temperatura central do organismo humano mantém-se constante graças ao aparelho termorregulador. O hipotálamo recebe as informações pelas vias aferentes e envia a resposta pelas vias eferentes, a fim de manter o equilíbrio entre produção e perda de calor (Figura 4.4).

Figura 4.4 – Controle da temperatura pelo sistema nervoso central

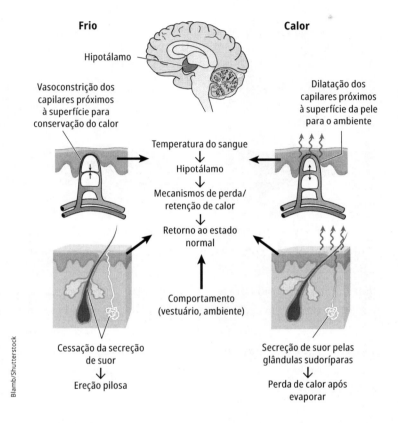

Algumas condições podem levar ao aumento ou à diminuição da temperatura corporal. Quando está acima do normal, é chamada *febre* ou *hipertermia*[1]. Já quando está abaixo do normal, é denominada *hipotermia*[2]. O aparelho utilizado para essa

---

1   Possível causa: infecção
2   Possível causa: hemorragia

medição é o termômetro, que pode ser de mercúrio ou digital (Figura 4.5).

Figura 4.5 – Termômetro de mercúrio (acima) e termômetro digital (abaixo)

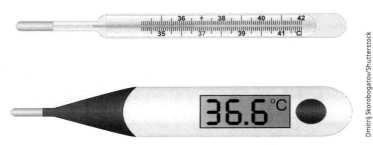

Deve-se realizar a limpeza do termômetro a cada utilização. O digital simplifica a observação. Já o modelo com mercúrio funciona de tal forma que a substância se dilata com o calor, possibilitando uma medida precisa da temperatura do corpo. O mais comum é utilizá-lo na axila. Posiciona-se o lado do bulbo na axila do paciente (direto na pele, por baixo da roupa), por três minutos. Valores abaixo de 35,5 °C são considerados hipotermia; aferições entre 35,5 °C e 37,4 °C indicam temperatura normal; e acima de 37,4 °C, febre.

Frequência respiratória

Para verificar a frequência respiratória (FR), o profissional contabiliza as incursões respiratórias (inspiração e expEração). Uma FR de menos de 12 irpm é considerada bradipneia; de 12 a 20 irpm, normopneia; e acima de 20 irpm, taquipneia.

Pressão arterial

A pressão arterial (PA) é geralmente – mas não só – medida na artéria braquial. Os dispositivos usados nessa aferição são um esfigmomanômetro e um estetoscópio (Figura 4.6).

Com a braçadeira do esfigmomanômetro posicionada cerca de 2 cm acima da fossa cubital do paciente, o profissional palpa a artéria braquial e posiciona o estetoscópio logo abaixo da fossa cubital. Depois, infla o manguito até que o som da pulsação da artéria desapareça. Na sequência, esvaziando a braçadeira de forma bem lenta, observa o valor quando o som do pulso reaparecer (pressão sistólica). O último som percebido representa o valor da pressão diastólica.

Figura 4.6 – Aferição de pressão arterial com estetoscópio e esfigmomanômetro

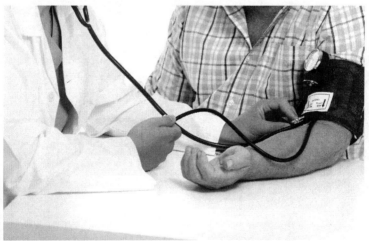

Avaliação da dor

A dor é um sintoma que pode ser avaliado por meio de escala visual analógica (Figura 4.7). Quanto mais detalhes o paciente fornecer, mais subsídios o profissional terá para detectar a possível causa e identificar o segmento comprometido.

Figura 4.7 – Escala analógica da dor

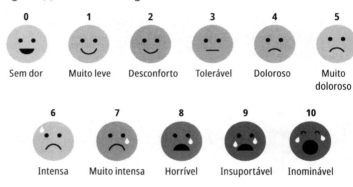

Importante!

É fundamental atentar para algumas características: se a dor é latejante, assemelha-se a uma queimação ou é ardente; se tem ou não irradiação; se é constante, intermitente ou esporádica; se é crônica ou aguda; se aumenta ou diminui com o movimento. Todas essas variações observadas durante a avaliação podem auxiliar o fisioterapeuta na continuidade da investigação clínica.

4.1.2 Inspeção e palpação

Após a anamnese, o fisioterapeuta realiza a inspeção e a palpação, imprescindíveis na avaliação.

Inspeção

O fisioterapeuta realiza uma inspeção geral – e não apenas na área de queixa do paciente –, que pode incluir lesões na pele, cicatrizes cirúrgicas, nódulos, deformidades, assimetrias, ausência de membros. Observe na Figura 4.8 algumas condições que podem ser observadas durante uma inspeção.

Figura 4.8 – Condições observadas durante a inspeção: cicatriz, deformidade, amputação, queimadura

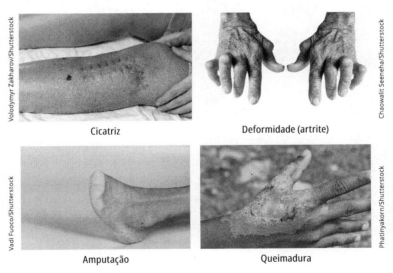

Avaliação cinético-funcional

O profissional deve ficar atento aos achados para relacioná-los com as demais informações obtidas durante as outras etapas da avaliação.

Palpação

Durante a palpação, o fisioterapeuta sente, por meio do tato, as estruturas anatômicas, averiguando se estão dentro dos padrões de normalidade, com quadro doloroso ou não. Investiga-se a presença de pontos dolorosos, alterações da temperatura, deformidades e outros.

4.2 Exame físico: instrumentação e testes

Alguns testes e equipamentos podem contribuir para somar informações na avaliação fisioterapêutica.

4.2.1 Goniometria

A goniometria corresponde à medida da amplitude de movimento (ADM). O goniômetro universal (GU) é o recurso mais utilizado para medir a ADM. Ele tem um eixo – com as escalas de 0° a 360° – e dois braços – o fixo e o móvel (Figura 4.9).

Figura 4.9 – Goniômetro universal

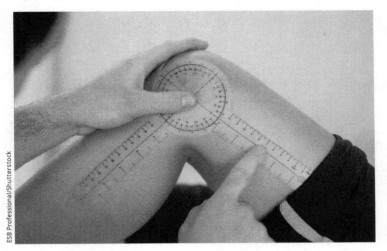

Com o desenvolvimento de novas tecnologias e "o avanço na área tecnológica, cada vez mais os smartphones estão sendo alvo de pesquisa. Os aparelhos trazem sensores integrados que podem ser utilizados para medir várias métricas relacionadas ao movimento" (Bobsin et al., 2019, p. 2). Bobsin et al. (2019, p. 4) argumentam que é possível utilizar aplicativos de goniometria, pois alguns apresentam "resultados de confiabilidade semelhantes a técnica do GU".

Figura 4.10 – Exemplo de aplicativo para medir ADM

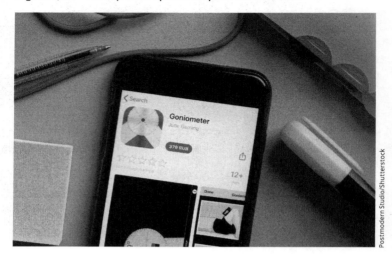

Independentemente do recurso utilizado – seja o GU, seja o aplicativo –, para avaliar a ADM, é necessário considerar os planos e os eixos em que os movimentos articulares ocorrem, bem como a anatomia palpatória.

É importante seguir alguns critérios específicos para tornar o método mais fidedigno:

- Colocar o paciente em posição corporal adequada, evitando movimentos compensatórios.
- O goniômetro, o celular ou qualquer recurso disponível deve ser adequadamente posicionado sobre os pontos anatômicos. Por isso, a segurança em relação aos planos e aos movimentos de cada articulação são imprescindíveis.
- Realizar o movimento ativo ou passivo de forma bilateral para comparação.
- Anotar sempre o ângulo inicial e o final.

Goniometria de ombro

O ombro é uma articulação com três graus de liberdade de movimento. No Quadro 4.1, constam os valores da ADM de ombro.

Quadro 4.1 – Amplitude de movimento de ombro

Articulação	Movimento	Graus de movimento
Ombro	Flexão	0-180
	Extensão	0-45
	Adução	0-40
	Abdução	0-180
	Rotação medial	0-90
	Rotação lateral	0-90

Fonte: Marques, 2003, p. 11.

A goniometria da flexão e da extensão do ombro, que ocorrem no plano sagital, pode ser realizada com o paciente em diferentes posições, em pé, sentado ou em decúbito dorsal. O eixo do goniômetro deve ser posicionado no centro da articulação, o braço fixo fica ao longo da linha axilar média do tronco, no sentido do trocanter maior do fêmur, e o braço móvel posiciona-se sobre a superfície lateral do corpo (Quadro 4.2)

A goniometria da abdução e da adução do ombro, que ocorrem no plano frontal, pode ser realizada com o paciente em pé ou sentado. O eixo do goniômetro deve ser posicionado no centro da articulação. O braço fixo fica sobre a linha axilar posterior do tronco e o braço móvel, sobre a superfície posterior do braço voltado para a região dorsal da mão (Quadro 4.2).

Quadro 4.2 – Goniometria: flexão, extensão e abdução do ombro

Flexão de ombro	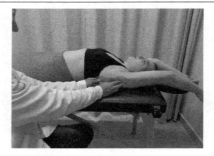
Extensão de ombro	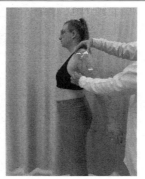
Abdução de ombro	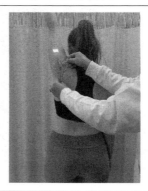

Acervo da autora

(continua)

(Quadro 4.1 – conclusão)

Adução de ombro

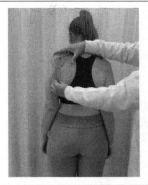

Rotação medial de ombro

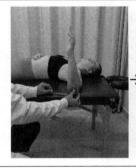 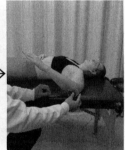

Para saber mais

Os seguintes vídeos apresentam informações complementares acerca da goniometria, mais especificamente da goniometria de ombro:

ANTROPOMETRIA, Perimetria, Goniometria e ADM – MMSS. Canal de Prof. Dr. Pedro Lima. Disponível em: <https://www.youtube.com/watch?v=XewyVGzCaIQ>. Acesso em: 3 jul. 2023.

> GONIOMETRIA do ombro. Canal de Gabriely Claudino. Disponível em: <https://www.youtube.com/watch?v=UJFtYrxcdM4>. Acesso em: 3 jul. 2023.

A rotação medial e a lateral, que ocorrem no plano transverso, devem ser avaliadas com o ombro abduzido a 90° e cotovelo flexionado em 90°. Durante o teste, o paciente deve ficar em decúbito dorsal, com o eixo posicionado na altura do olécrano, o braço fixo do goniômetro paralelo à maca e o braço móvel no bordo ulnar do antebraço (Quadro 4.2).

Durante a avaliação da ADM de qualquer segmento, deve-se orientar o paciente para que evite fazer compensações. Nos casos em que exista perda de ADM, o fisioterapeuta precisa investigar a causa de tal diminuição. No caso do ombro, possíveis causas – mas não as únicas – de limitação e diminuição de ADM são capsulite adesiva, artrose, luxação lesão de um ou mais músculos do manguito rotador ou lesão de vias do sistema nervoso central ou periférico.

Goniometria de cotovelo, antebraço, punho e mão

O cotovelo é uma articulação com um grau de liberdade de movimento, realiza a flexão e a extensão (plano sagital). O antebraço faz apenas a pronação e a supinação. A articulação do punho tem dois graus de liberdade de movimento, sendo possível efetuar flexão, extensão, abdução e adução – com o somatório desses, também a circundução. Os valores de ADM de cotovelo, antebraço, punho e mão podem ser observados no Quadro 4.3.

Quadro 4.3 – Amplitude de movimento de cotovelo, antebraço, punho e mão

Articulação	Movimento	Graus de movimento
Cotovelo	Flexão	0-145
	Extensão	145-0
Antebraço	Pronação	0-90
	Supinação	0-90
Punho	Flexão	0-90
	Extensão	0-70
	Adução (desvio ulnar)	0-45
	Abdução (desvio radial)	0-20
Articulação carpometacarpiana do polegar	Flexão	0-15
	Abdução	0-70
	Extensão	0-70
Articulações metacarpofalangianas do segundo ao quinto quirodáctilo/dedo da mão (QD)	Flexão	0-90
	Extensão	0-30
	Abdução	0-20
	Adução	0-20
Articulações interfalangianas proximais do segundo ao quinto QD	Flexão	0-110
	Extensão	0-10
Articulações interfalangianas distais do segundo ao quinto QD	Flexão	0-90
	Flexão int. do polegar	0-80
	Extensão int. do polegar	0-20
	Extensão int. segundo ao quinto dedo	0-10

Fonte: Elaborado com base em Marques, 2003.

A goniometria da flexão e da extensão do cotovelo pode ocorrer com o paciente sentado, em pé ou em decúbito dorsal e com membros superiores (MMSS) ao lado do tronco. Deve-se posicionar o eixo próximo ao epicôndilo lateral do úmero, o braço fixo ao longo da superfície lateral do braço e o segmento móvel sobre a face lateral do rádio.

A pronação/supinação ocorre no antebraço. Durante a goniometria, o paciente pode estar sentado. O cotovelo fica flexionado a 90°, mantendo o braço junto ao corpo e o antebraço em posição neutra entre a pronação e a supinação. O paciente pode segurar um lápis para facilitar a medida. Posiciona-se o eixo do goniômetro sobre a articulação metacarpofalângica do dedo médio. O braço fixo é colocado na superfície dorsal dos metacarpais e o braço móvel deve estar alinhado paralelo ao eixo do lápis ou do polegar (abduzido), acompanhando o movimento de pronação ou supinação Quadro 4.4).

Quadro 4.4 – Goniometria: flexão e extensão de cotovelo; pronação e supinação de antebraço; flexão, extensão, adução e abdução de punho

Flexão de cotovelo

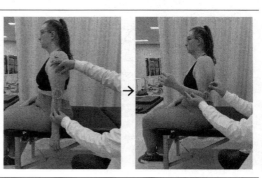

(continua)

(Quadro 4.4 – continuação)

Extensão de cotovelo

Pronação de antebraço

Supinação de antebraço

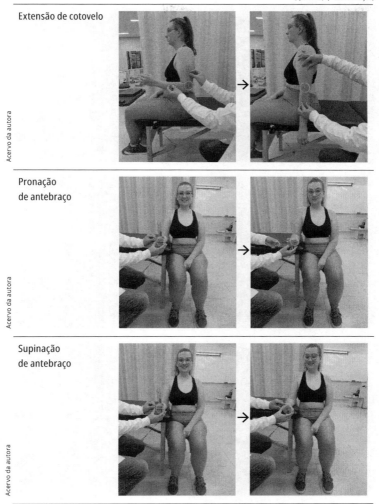

Avaliação cinético-funcional 175

(Quadro 4.4 – continuação)

Flexão de punho

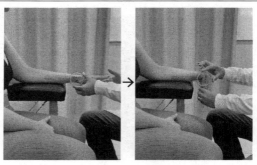

Extensão de punho

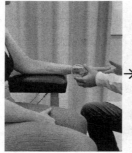 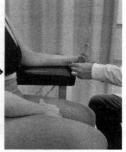

Desvio radial

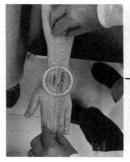 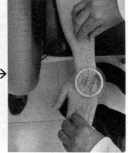

(Quadro 4.4 – conclusão)

| Desvio ulnar | 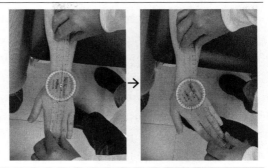 |

Para a goniometria de flexão e extensão do punho, o paciente senta-se com o cotovelo flexionado a 90°. Posiciona-se o eixo do goniômetro próximo à superfície medial do punho, o braço fixo sobre a face medial da ulna e o móvel sobre a superfície medial do quinto metacarpo. Solicita-se ao paciente o movimento de flexão ou extensão.

Para avaliar o desvio radial e ulnar do punho, o paciente pode estar sentado com o cotovelo flexionado e o antebraço em posição neutra. Coloca-se o eixo do goniômetro sobre a articulação radiocarpal, o braço fixo do goniômetro sobre a região posterior do antebraço e o móvel sobre a superfície dorsal do terceiro metacarpo. Então, solicita-se ao paciente que execute o movimento de desvio radial e ulnar.

Para realizar a goniometria da articulação do quadril, o paciente pode estar em decúbito dorsal. Posiciona-se o eixo do goniômetro no nível do trocanter maior do fêmur, o braço fixo na linha axilar média do tronco e o móvel ao longo da superfície lateral da coxa em direção ao côndilo lateral do fêmur. Deve-se evitar que o paciente eleve as espinhas ilíacas da maca, pois isso representa que o movimento está ocorrendo também nas vértebras lombares.

Acerca da avaliação da abdução e da adução do quadril, o paciente deve estar em decúbito dorsal. O fisioterapeuta coloca o eixo anterior à articulação do quadril, próximo do nível do trocanter maior. O braço fixo é posicionado nivelado com as espinhas ilíacas anterossuperiores, e o móvel, sobre a região anterior da coxa, ao longo da diáfise do fêmur. No Quadro 4.5, há um exemplo de colocação do goniômetro durante a abdução. É importante evitar a rotação do quadril e a lateralização pélvica.

Para avaliar a rotação interna (medial) e externa (lateral) do quadril, o paciente deve sentar-se confortavelmente, com quadril e joelho e fletidos a 90°. O eixo fica sobre a face anterior da patela, e a haste fixa, sobre a linha média anterior da tíbia, sem se mover durante os movimentos rotacionais, permanecendo perpendicular ao chão. Além disso, a haste fixa é posicionada ao longo da tuberosidade da tíbia, em um ponto equidistante entre os maléolos na superfície anterior. Então, solicita-se ao paciente que execute o movimento de rotação interna e externa (Quadro 4.5).

Para avaliar a flexão e a extensão do joelho, o paciente tem de se posicionar em decúbito dorsal com quadril e joelho fletidos ou, ainda, sentado em uma mesa com a coxa apoiada e o joelho fletido. Coloca-se o eixo sobre a linha articular do joelho. O braço fixo fica paralelo à superfície lateral do fêmur, apontando para o trocanter maior, e o móvel é posicionado na lateral da fíbula, apontando para o maléolo lateral, conforme exemplificado no Quadro 4.5.

Quadro 4.5 – Goniometria: flexão, extensão, abdução, adução, rotação medial e rotação lateral de quadril; flexão de joelho; dorsi e plantiflexão de tornozelo

Flexão de quadril
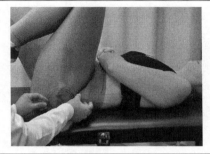

Extensão de quadril

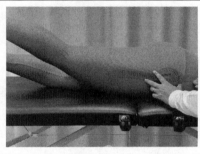

Abdução de o quadril

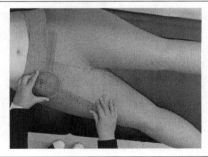

(continua)

Avaliação cinético-funcional 179

(Quadro 4.5 – continuação)

Adução de quadril	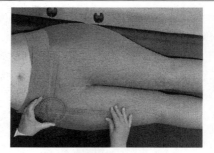
Rotação medial de quadril	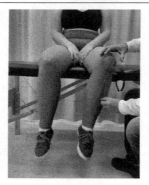
Rotação lateral de quadril	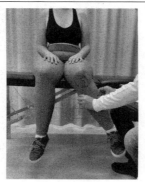

(Quadro 4.5 – conclusão)

Flexão de joelho

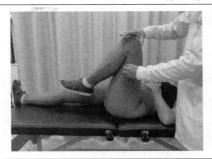

Dorsiflexão de tornozelo

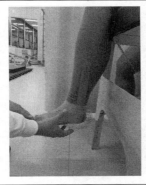

Plantiflexão de tornozelo

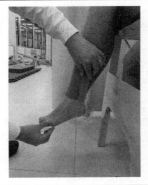

Para a articulação do tornozelo, avalia-se a ADM da flexão dorsal e da plantar. No Quadro 4.5, é possível observar como se deve posicionar o goniômetro para medir os ângulos desses movimentos. Perceba que, para ambos, o paciente deve estar sentado, com os joelhos fletidos. O eixo do goniômetro permanece sobre a articulação do tornozelo, junto ao maléolo lateral, a fixa fica na lateral da fíbula, e a móvel, na superfície lateral do quinto metatarso.

> **Para saber mais**
>
> MARQUES, A. P. **Manual de goniometria**. 2. ed. Barueri: Manole, 2003.
> Para aprofundar os estudos em goniometria e conhecer as coletas das demais articulações, recomenda-se a leitura do *Manual de goniometria*, de Amélia Pasqual Marques.

4.2.2 Testes adimensionais de encurtamento

Os testes adimensionais de encurtamento permitem ao fisioterapeuta determinar se o comprimento de determinado músculo ou grupo muscular está normal, limitado ou excessivo.

O teste consiste em executar movimentos que aumentam a distância entre origem e inserção, alongando os músculos em direções opostas às ações musculares. Tais testes são realizados porque, de acordo com Kendall et al. (1995), músculos com comprimento excessivo podem ser fracos e, de forma adaptativa, levam ao encurtamento de seus músculos opositores. Por outro lado, músculos encurtados normalmente são fortes e mantêm seus opositores em posição alongada.

Reto femoral

Posição do paciente: decúbito dorsal à beira da mesa.

Descrição do teste: O terapeuta solicita que o paciente abrace a coxa contralateral à que está sendo avaliada, cerca de 100° de flexão de quadril com o joelho fletido. O profissional observa o membro inferior oposto (sobre a mesa).

Sinais e sintomas: o teste será positivo caso o joelho do membro inferior (MI) que se encontra sobre a mesa permaneça num ângulo menor que 90° e a coxa suba, afastando-se da maca (Figura 4.11).

Figura 4.11– Teste de encurtamento do reto femoral

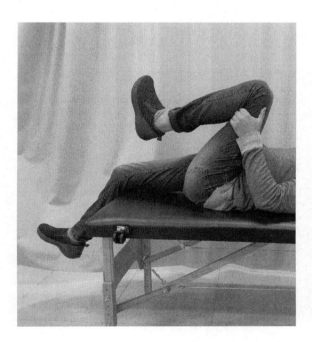

Isquiotibiais: encurtamento origem

Posição do paciente: decúbito dorsal.

Descrição do teste: O terapeuta eleva o membro a ser avaliado e verifica a limitação (ou não) do paciente para realizar a flexão de quadril com o joelho em extensão. Ao sinal de dor, observa-se até que ponto o membro pode ser levado. Entre 80° e 90° de elevação sem dor, considera-se normal; abaixo disso, trata-se de um encurtamento de origem (Figura 4.12). Para saber se o encurtamento é na inserção, o profissional realiza a flexão do joelho do membro avaliado. Igualmente, entre 80° e 90° de elevação sem dor, considera-se normal; abaixo disso, encurtamento de inserção.

Sinais e sintomas: dificuldade de estender o joelho e/ou dor na região posterior da coxa.

Figura 4.12 – Teste de encurtamento dos isquiotibiais

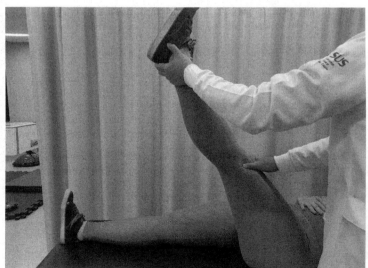

Peitoral menor: coracobraquial e bíceps braquial

Posição do paciente: decúbito dorsal.

Descrição do teste: O avaliador posiciona-se atrás do avaliado para observar a altura dos ombros em relação à mesa e compará-los bilateralmente.

Sinais e sintomas: será positivo caso um ou ambos os ombros não toquem a mesa.

Figura 4.13 – Teste de encurtamento de bíceps braquial, coracobraquial e/ou peitoral menor

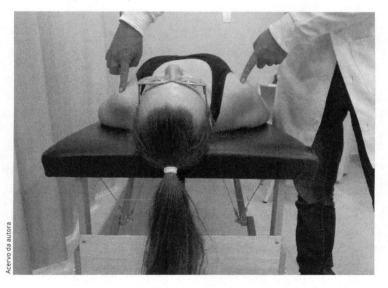

Para saber qual dos três músculos está encurtado, o avaliador deve posicionar-se ao lado do avaliado, com a mão sobre o ombro, mas sem pressionar. A outra mão segura o antebraço homolateral. Primeiramente, flexiona-se o cotovelo passivamente. Se a mão que está sobre o ombro abaixar, considera-se encurtamento do bíceps braquial. Todavia, o teste não se encerra nesse ponto. Na sequência, continua-se com a flexão passiva do ombro do avaliado. Se este abaixar, trata-se de encurtamento do coracobraquial. A diferença que permanecer mostra encurtamento do músculo peitoral menor.

> **Para saber mais**
>
> Como bibliografia complementar sobre os testes adimensionais de encurtamento, sugerimos a leitura do livro especificado a seguir:
>
> KENDALL, F. P. et al. **Músculos, provas e funções**: com postura e dor. 4. ed. Barueri: Manole, 1995.

4.2.3 Perimetria

Para que a perimetria seja realizada de forma precisa, o avaliador deve marcar, com lápis ou caneta dermatográficos, os pontos anatômicos em que será feita a medida. Usa-se sempre o mesmo ponto de medida, pois a variação gera erros; mede-se sobre a pele despida; não se utiliza fita elástica ou de baixa flexibilidade; não se posiciona o dedo entre a fita e a pele, nem se aperta excessivamente a fita no segmento corporal medido. São feitas três medidas em cada região, a fim de se calcular a média. Não se mede o avaliado após qualquer tipo de atividade física. A seguir, destacamos alguns pontos anatômicos importantes para medição:

- **Pescoço**: medida realizada com a cabeça no plano horizontal e a coluna vertebral reta. Pode ser feita com paciente em pé ou sentado. Posiciona-se a fita métrica no ponto de menor

circunferência do pescoço, logo acima da proeminência laríngea (pomo de Adão).
- **Tórax**: medida feita no plano horizontal, ao final de uma expiação normal, com o avaliado em pé. Pode ser realizada em três pontos: (1) posiciona-se a fita na altura da quarta articulação esternocostal (linha axilar); (2) coloca-se a fita na altura dos mamilos; (3) põe-se a fita na altura do apêndice xifoide do esterno.
- **Membro superior (MS)**: medida realizada com o paciente sentado, em pé ou deitado. O fisioterapeuta localiza o olecrano e faz marcações 5 cm acima e 5 cm abaixo desse osso – para medida do braço e do antebraço, respectivamente. A perimetria é obtida nos pontos demarcados.
- **Cintura**: medida realizada na metade da distância entre o último arco costal e a crista ilíaca, com o avaliado em pé, em posição ortostática.
- **Abdômen**: medida realizada com o paciente em pé, posicionando-se a fita métrica na altura da cicatriz umbilical.
- **Quadril**: medida realizada com o avaliado em pé ou deitado. Posiciona-se a fita métrica no ponto de maior circunferência dos glúteos e dos trocanteres do fêmur.
- **Membro inferior**: medida realizada com o paciente deitado ou em pé. O fisioterapeuta localiza o olecrano e faz marcações 10 cm acima (perimetria da coxa) e 10 cm abaixo da borda superior da patela (perimetria da perna). A perimetria é obtida nos pontos demarcados.
- **Tornozelo**: medida realizada no plano transverso. O avaliado deve estar em pé, com as pernas levemente afastadas e o peso uniformemente distribuído entre os dois pés. Posiciona-se a

fita métrica no ponto de menor circunferência do tornozelo, imediatamente acima dos maléolos medial e lateral.

4.3 Exame físico: avaliação postural

A postura é definida como a posição dos segmentos do corpo (Kisner; Colby, 1987), isto é, a forma como o corpo se mantém alinhado.

Em qualquer observação relativa à postura, é necessário conhecer a posição de referência. Na postura ereta, de acordo com Kendall et al. (2007), é preciso observar qualquer assimetria entre os segmentos corporais, pois condições de assimetria podem alterar a distribuição de carga e a pressão nas estruturas osteomioarticulares, contribuindo para processos degenerativos ou dolorosos. É possível que a avaliação seja tanto qualitativa, apenas com a observação, quanto quantitativa, por meio do cálculo das alterações – em graus, por exemplo.

Observe, na Figura 4.14, a posição para a análise da postura na vista anterior. Nesse caso, deve-se atentar para:

- alinhamento vertical – o corpo está inclinado para a direita ou para a esquerda?;
- simetria de ombros;
- simetria de pelve;
- simetria de quadris;
- simetria de joelhos;
- simetria de tornozelos e pés.

Figura 4.14 – Vista anterior

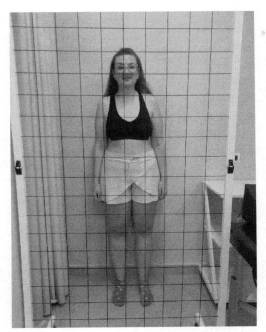

Ao identificar pontos assimétricos ou com desvio, deve-se refletir sobre possíveis causas – má postura no trabalho, por exemplo – para se orientar exercícios compensatórios mais adequados ao caso.

Já na vista posterior (Figura 4.15), deve-se observar:

- alinhamento vertical – o corpo está inclinado para a direita ou para a esquerda?;
- simetria de ombros;
- simetria de escápulas;
- simetria de pelve;
- simetria de quadris;

- simetria de joelhos;
- simetria de tornozelos e pés.

Figura 4.15 – Vista posterior

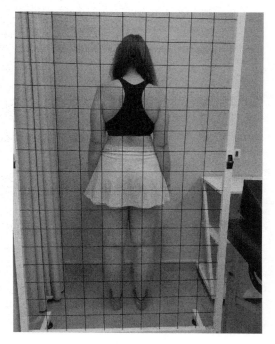

Passando-se uma linha imaginária vertical, a 90° em relação ao chão, esta deve estar equidistante – ou seja, na mesma distância – dos bordos mediais de calcanhares, pernas, coxas e escápulas, e passar em uma linha média do tronco e da cabeça.

No caso das alterações posturais observadas tanto na vista anterior quanto na posterior, muitos dos exercícios que devem ser orientados acontecem no plano coronal – laterolateral.

Figura 4.16 – Alongamento laterolateral

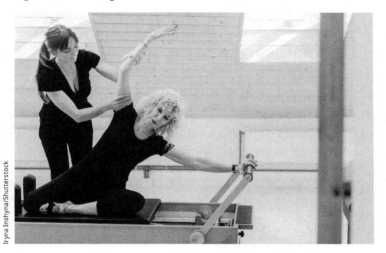

A Figura 4.16 apresenta um exemplo do sentido do movimento, tal que seja possível relacionar as alterações com os planos e os eixos discutidos anteriormente.

Ainda, é possível analisar as alterações no plano transverso – quando possível, com uma vista superior.

Figura 4.17 – Exercício para adutores de escápula e abdutores horizontais de ombro, realizado num plano transverso

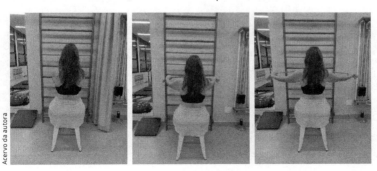

Avaliação cinético-funcional

Caso não se disponha dos recursos necessários para a análise 3D, é preciso juntar as informações obtidas por meio das imagens como as comentadas anteriormente. Por exemplo, quando o fisioterapeuta observa que as escápulas estão muito afastadas, pode ser necessário o fortalecimento dos adutores de escápula e dos abdutores horizontais de ombro – como acontece no voador costas, da musculação, apresentado na Figura 4.17.

Outra posição que deve ser considerada para a avaliação postural é a vista lateral (Figura 4.18).

Figura 4.18 – Vista lateral

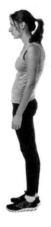
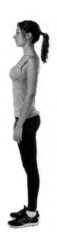

Undrey/Shutterstock

Kendall et al. (2007) sugerem, para o alinhamento na vista lateral, que uma linha vertical passe ligeiramente à frente do maléolo lateral e do eixo da articulação do joelho, um pouco posterior ao eixo da articulação do quadril, ao eixo da articulação do ombro e ao meato auditivo externo.

Nessa vista, devem-se observar possíveis alterações, além do alinhamento anteriormente sugerido por Kendall et al. (2007):

- pelve – posição neutra, em anteroversão ou retroversão;
- joelho – flexo ou hiperestendido (*genu recurvatum*)
- pés – aumento ou diminuição do arco plantar;
- coluna cervical, torácica e lombar – curvas aumentadas ou diminuídas.

Na Figura 4.18 à esquerda, há várias alterações, já à direita, verifica-se uma postura adequada na vista lateral. Maus hábitos, como a forma de se sentar (Figura 4.19) e a falta de exercícios compensatórios, podem levar ao agravo das alterações.

Figura 4.19 – Postura na posição sentada

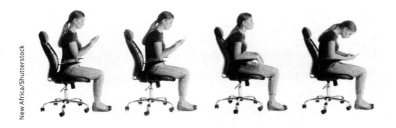

Para as alterações identificadas na vista lateral, exercícios no plano sagital são indicados (Figura 4.20).

Figura 4.20 – Exercício em um plano sagital (anteroposterior)

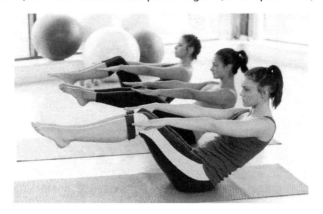

Na Figura 4.20, mostra-se um exercício que trabalha simultaneamente o equilíbrio e a contração isométrica – isto é, sem movimento aparente – de músculos flexores de quadril e tronco, principalmente.

Figura 4.21 – Alongamento de cadeia posterior de membro inferior em um plano sagital (anteroposterior)

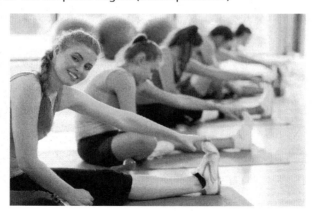

Já na Figura 4.21, mostra-se um alongamento de músculos posteriores do MI esquerdo, realizado em um plano sagital.

Reiteramos que o tipo de exercício, o volume de alongamento, a resistência muscular localizada e outros pontos necessários devem ser indicados por profissional habilitado, conforme o caso.

4.4 Exame físico: testes neurológicos

Para avaliar o grau de espasticidade, existem diferentes escalas, como a escala modificada de Ashworth (EMA) (Quadro 4.6).

Quadro 4.6 – Escala modificada de Ashworth

Grau	Descrição
0	Sem aumento do tônus muscular.
1	Discreto aumento no tônus muscular, manifestado no início ou no final do arco de movimento.
1+	Aumento do tônus em menos da metade do arco de movimento.
2	Aumento do tônus em mais da metade do arco de movimento.
3	Aumento considerável no tônus muscular, dificuldade de movimento passivo.
4	Partes rígidas em flexão ou extensão.

Fonte: Charalambous, 2014, p. 416, tradução nossa.

A ataxia é avaliada com alguns testes, detalhados a seguir.

Teste index-nariz

O avaliador solicita ao paciente que leve a extremidade do dedo indicador ao nariz, tentando encostá-lo. Em seguida, avalia a metria[3], nesse caso, a capacidade de levar o dedo indicador ao nariz. Pode ser realizado com os olhos abertos ou fechados (Figura 4.22).

Figura 4.22 – Teste index-nariz

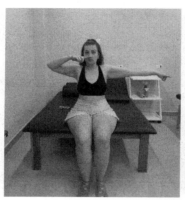
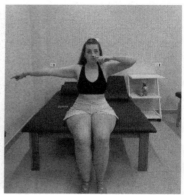

Teste index-index

O profissional solicita ao avaliado que leve a extremidade de um dedo indicador à extremidade do outro, conforme ilustrado na Figura 4.23. Pode ser realizado com os olhos abertos ou fechados.

---

3   Metria: quando o teste dá positivo, diz-se que há uma dismetria.

Figura 4.23 – Teste index-index

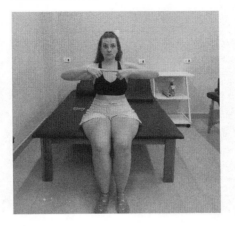

Teste de diadococinesia

O avaliador solicita ao paciente que realize movimentos alternados de pronação e supinação. Quando o indivíduo não consegue fazer esses movimentos, diz-se que tem um déficit de coordenação em MMSS, também chamado de *disdiadococinesia*.

Figura 4.24 – Teste diadocinesia

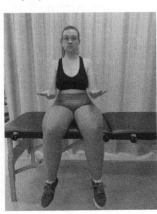
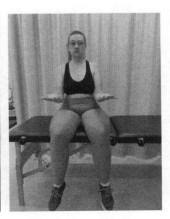

Todos os testes são simples e podem ser realizados por profissionais de equipe interdisciplinar.

> **Para saber mais**
>
> Você sabe o que é o sinal Babinski? O texto disponível no *link* a seguir trata desse tema:
>
> DINIZ, L. Sinal de Babinski, o que é? **Sanar**, 7 set. 2020. Disponível em: <https://www.sanarmed.com/sinal-de-babinski-o-que-e-colunistas>. Acesso em: 3 jul. 2023.

4.5 Avaliação da funcionalidade e Classificação Internacional de Funcionalidade, Incapacidade e Saúde

A realização de testes funcionais é o ponto de partida para definir os objetivos do tratamento e identificar as possibilidades funcionais e a necessidade de adequação de procedimentos. A avaliação da força muscular é uma ferramenta importante para a escolha do tratamento e o acompanhamento da evolução funcional.

Existem diferentes métodos para avaliar a força muscular; estes, porém, são subjetivos e dependem da experiência do avaliador para um resultado preciso.

O teste muscular manual de força pode propiciar informações importantes, como a confirmação do nível de comprometimento nervoso (sensorial e motor) e o grau de força que o indivíduo apresenta.

No Quadro 4.7, detalhamos como são graduados os três principais protocolos internacionais de avaliação de força: teste muscular manual, de Kendall et al. (2007); Daniels and Worthingham's muscle testing (DW), de Hislop, Avers e Brown (2013); e o ISNCSCI (International Standards For Neurological Classification Of Spinal Cord Injury), da American Spinal Injury Association (Asia).

O resultado do teste muscular manual é obtido com base na avaliação subjetiva do avaliador, variando conforme sua percepção e sua experiência. É importante sempre observar a realização do protocolo de forma correta, a fim de perceber possíveis compensações utilizadas pelo paciente.

Quadro 4.7 – Protocolos de avaliação de força internacionalmente praticados

Teste	Descrição	Referência
Teste muscular manual	Ausente: nenhuma contração é sentida. Vestigial: é possível sentir o músculo se contrair, mas ele não consegue produzir movimento. Ruim: produz movimento com a eliminação da força da gravidade, mas não consegue funcionar contra esta. Regular: pode elevar a parte contra a força da gravidade. Bom: pode elevar a parte contra a resistência exterior e contra a força da gravidade. Normal: pode superar uma quantidade de resistência maior do que um músculo bom.	Kendall et al. (2007)

(continua)

(Quadro 4.7 – conclusão)

Teste	Descrição	Referência
DW	5 = força normal. 5– = fraqueza muscular não confirmada. 4+ = inabilidade para resistir contra resistência máxima em ADM completa. 4 = habilidade para resistir contra resistência moderada em ADM completa. 4– = habilidade para resistir contra resistência mínima em ADM completa. 3+ = habilidade para mover em ADM completa contra a gravidade e para resistir contra resistência mínima em ADM incompleta, e a contração cessa abruptamente. 3 = habilidade para mover em ADM completa contra a gravidade. 3– = habilidade para mover em mais da metade da ADM contra a gravidade. 2+ = habilidade para mover em menos da metade da ADM contra a gravidade. 2 = habilidade para mover em ADM completa sem ação da gravidade. 2– = habilidade para mover em qualquer ADM sem ação da gravidade. 1 = um esboço de contração é visto ou sentido no músculo. 0 = sem contração palpável.	Hislop, Avers e Brown (2013)
ISNCSCI	0 = paralisia total. 1 = contração visível ou palpável. 2 = movimento ativo com a gravidade eliminada. 3 = movimento ativo contra a gravidade. 4 = movimento ativo contra alguma resistência. 5 = movimento ativo contra grande resistência. NT = não testável.	Asia (2020)

A escala de Florence e Henry Kendall foi elaborada em 1936, quando introduziram números para graduar a alteração da força muscular em diferentes grupos musculares (Hislop; Avers; Brown, 2013).

O protocolo de avaliação motora proposto pela Asia visa classificar o nível neurológico da lesão, com a avaliação da força muscular e da sensibilidade (Asia, 2020). Nele, contudo, os músculos do tronco não são avaliados.

Os protocolos de Kendall et al. (2007) e Hislop, Avers e Brown (2013) apresentam testes de tronco. No entanto, conforme já registramos, essa avaliação depende da experiência do avaliador para evitar qualquer compensação por parte do avaliado.

Kendall et al. (2007) propuseram testes adicionais para averiguar compensações na avaliação funcional de tronco. A Figura 4.25 mostra a relação da função dos músculos de tronco e quadril com a posição da pelve. Em a, quando o indivíduo é capaz de estender o tronco sem compensar com a pelve, mostra-se um bom grau de força muscular em extensores de tronco e de quadril. Em b, o indivíduo consegue realizar a extensão de tronco, mas compensa com uma anteroversão de pelve; nesse caso, verifica-se certo grau de força nos extensores de tronco, porém com diminuição de força em extensores de quadril, o que provoca uma anteroversão de pelve também com contração de flexores de quadril. Em c, o indivíduo tem pouca ou nenhuma de força em extensores de tronco e de quadril.

Figura 4.25 – Avaliação de músculos flexores e extensores de quadril e de tronco

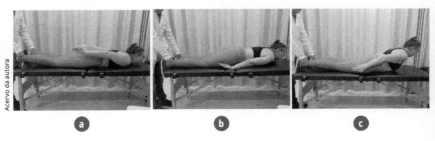

Além da atenção nos músculos agonistas para a realização dos testes, deve-se atentar aos músculos estabilizadores. O sistema neuromuscular pode fazer uso dele para possibilitar a realização de determinados segmentos. Esses músculos mostram um início precoce em resposta à perturbação por meio de um mecanismo de controle de *feed-forward* ou *feedback*. O conhecimento dos músculos estabilizadores pode orientar os pesquisadores a investigar os músculos que exibem essas características, para determinar quais têm um papel estabilizador e quando. Esse conhecimento pode auxiliar os profissionais da saúde na elaboração de protocolos de reabilitação da pessoa com lesão medular (LM) (Sangwan; Green; Taylor, 2014).

Muitas das características dos músculos estabilizadores que são mencionadas na literatura se baseiam, em grande parte, em opiniões e suposições. Um melhor entendimento das características desses músculos pode levar a mudanças importantes nas avaliações e nos tratamentos (Sangwan; Green; Taylor, 2014).

A Classificação Internacional de Funcionalidade, Incapacidade e Saúde (CIF) tem múltiplas finalidades e foi elaborada para servir a várias disciplinas e setores. Ela cobre todos os componentes possíveis da saúde para descrição e avaliação, sendo dividida em duas partes. A primeira parte é dedicada à funcionalidade e à incapacidade e subdivide-se em (i) funções do corpo e estruturas do corpo e (ii) atividades e participação. A segunda parte enfoca fatores contextuais e compreende (i) fatores ambientais e (ii) fatores pessoais.

Nessa perspectiva, os componentes podem ser expressos em termos positivos e negativos e cada um contém vários domínios, que, por sua vez, apresentam várias categorias, que são as unidades de classificação.

> **Para saber mais**
>
> O documento completo da CIF pode ser acessado em:
>
> OMS – Organização Mundial da Saúde. Opas –Organização Panamericana da Saúde. **CIF**: Classificação Internacional de Funcionalidade, Incapacidade e Saúde. São Paulo: Edusp, 2008. Disponível em: <https://apps.who.int/iris/bitstream/handle/10665/42407/9788531407840_por.pdf?sequence=111>. Acesso em: 3 jul. 2023.

Síntese

A avaliação é uma etapa imprescindível para que o fisioterapeuta formule hipóteses sobre a condição do paciente. Inicialmente, realiza-se a anamnese, momento em que o profissional busca conhecer a queixa principal do paciente, a história da doença atual, a história da doença pregressa, os antecedentes pessoais e os hábitos de vida do paciente, o histórico familiar e o uso de medicamentos. Os sinais vitais do paciente devem ser averiguados, por fornecerem informações relevantes. São quatro os sinais vitais: frequência cardíaca, temperatura corporal, frequência respiratória e pressão arterial. Além de saber quais são, é importante que o profissional saiba como avaliar e interpretar cada um.

A dor, sintoma frequentemente referido pelos pacientes, pode ser avaliada por meio de escala visual analógica. É importante que o profissional conheça detalhes sobre o tipo de dor, a área afetada, quando ocorre, a fim de identificar a possível causa e, dessa forma, elaborar o melhor tratamento possível.

A goniometria diz respeito à medida da amplitude de movimento (ADM), sendo o goniômetro universal (GU) o recurso mais utilizado para essa mensuração.

Os testes adimensionais de encurtamento são determinantes para que o fisioterapeuta observe se determinado músculo ou grupo muscular se apresenta em condições normais ou não. Conhecer os parâmetros de uma boa postura é fundamental para avaliação da necessidade de exercícios e posições compensatórias no processo de reabilitação.

Também são importantes os testes neurológicos, como a escala modificada de Ashworth, o teste index-nariz e o teste index-index.

O teste muscular manual de força pode fornecer informações importantes, como a confirmação do nível de comprometimento nervoso (sensorial e motor) e o grau de força que o indivíduo apresenta.

A CIF tem múltiplas finalidades e foi elaborada para servir a várias disciplinas e setores.

Com base nas informações estudadas neste capítulo, torna-se possível compreender os conceitos básicos para a realização de uma boa avaliação fisioterapêutica do paciente.

Questões para revisão

1. Qual das alternativas lista corretamente itens que fazem parte da anamnese?
   a) Queixa principal; história da doença atual; história da doença pregressa; antecedentes pessoais e hábitos de vida do paciente; histórico familiar; medicamentos.
   b) Nome; teste manual de força; história da doença atual; história da doença pregressa; antecedentes pessoais e hábitos de vida do paciente; histórico familiar; medicamentos.
   c) Queixa principal; história da doença atual; testes neurológicos; antecedentes pessoais e hábitos de vida do paciente; histórico familiar; medicamentos.
   d) Queixa principal; teste manual de força; testes neurológicos; sinais vitais.

2. Assinale a alternativa que apresenta os sinais vitais.
   a) Frequência cardíaca; pressão arterial; temperatura corporal; alteração da sensibilidade.
   b) Frequência cardíaca; pressão arterial; temperatura corporal; frequência respiratória.
   c) Frequência cardíaca; sudorese; temperatura corporal; frequência respiratória.
   d) Frequência cardíaca; pressão arterial; parada cardiorrespiratória; apneia.

3. Observe a Figura A, a seguir, e assinale a alternativa que indica qual articulação e qual movimento estão sendo avaliados com o goniômetro.

Figura A – Avaliação com goniômetro

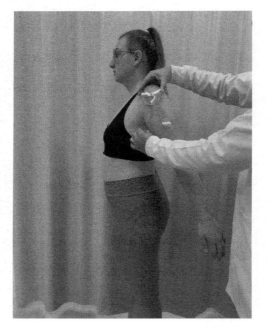

a) Ombro – flexão.
b) Escápula – elevação.
c) Ombro – extensão.
d) Cintura escapular – extensão.

4. Os testes adimensionais de encurtamento permitem ao fisioterapeuta determinar se o comprimento de determinado músculo ou grupo muscular está normal, limitado ou excessivo. Observe a Figura B, a seguir, e assinale a alternativa que indica qual(is) músculo(s) está(ão) sendo avaliado(s).

Figura B – Teste adimensional de encurtamento

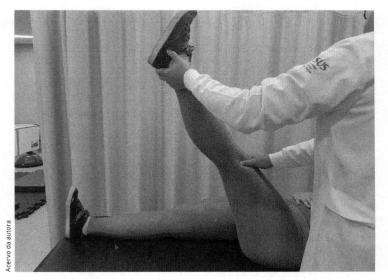

a) Isquiotibiais.
b) Quadríceps.
c) Reto femoral.
d) Glúteo médio.

5. O avaliador solicita que o paciente realize movimentos alternados de pronação e supinação. Quando o indivíduo não consegue fazer esses movimentos, diz-se que tem um déficit de coordenação em membros superiores, também chamado de:
a) encurtamento.
b) disdiadococinesia.
c) cinesiologia.
d) artralgia.

Questões para reflexão

1. Teste sua coordenação e a de seus colegas com o teste index-nariz. Praticar a realização dos testes contribui para o refinamento das observações que o profissional realiza.

2. Para aferir a frequência cardíaca (FC), o avaliador palpa uma artéria, sendo a mais comum a radial. Afira a FC de alguns de seus colegas e perceba as diferenças entre as frequências. Avalie quando você sentiu mais facilidade ou dificuldade. Quanto mais praticar mais seguro se sentirá.

   Outra forma de avaliar a FC é por meio de um frequencímetro ou monitor cardíaco. Caso tenha acesso a esse equipamento, compare as duas formas de avaliação.

3. A Figura C, a seguir, mostra uma possibilidade para análise da relação entre os músculos flexores e extensores de quadril e tronco.

Figura C – Avaliação de músculos flexores e extensores de quadril e de tronco

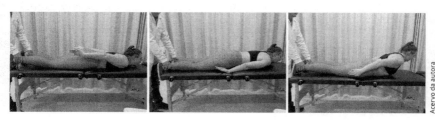

Quais são esses músculos? Realize esse teste em um colega para observar os resultados.

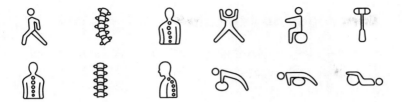

Capítulo 5
Indicações terapêuticas baseadas na avaliação cinético-funcional

Fernanda Maria Cercal Eduardo

Conteúdos do capítulo

- Estratégias e objetivos gerais de intervenção em fisioterapia.
- Indicações de recursos mecânicos.
- Indicações da cinesioterapia.
- Indicações de recursos e técnicas da terapia manual.

Após o estudo deste capítulo, você será capaz de:

1. indicar os objetivos gerais e as estratégias fisioterapêuticas para o tratamento das mais variadas condições de saúde;
2. reconhecer as estratégias aplicadas aos objetivos gerais de intervenção em fisioterapia e compreender a indicação de cada modalidade terapêutica;
3. aplicar o conhecimento adquirido na indicação de recursos mecânicos, da cinesioterapia e de recursos e técnicas da terapia manual;
4. conciliar ou unir diferentes métodos e técnicas de tratamento nas mais diversas situações em saúde;
5. relacionar esse conhecimento às principais indicações e contraindicações na prática clínica.

Com base nos objetivos terapêuticos de uma intervenção em fisioterapia, são traçadas estratégias. As indicações terapêuticas para cada intervenção são variadas e contam com inúmeros recursos terapêuticos da mecanoterapia, da cinesioterapia, da terapia manual, entre outras.

A importância da avaliação cinesiológica-funcional demonstra-se na aplicação prática dos fundamentos da cinesiologia. Só assim é possível relacionar os conhecimentos anatômicos aos sistemas de movimento do corpo humano, entendendo a importância estrutural dos tecidos biológicos, a osteocinemática articular dos segmentos corporais, entre outras propriedades inerentes ao movimento humano e a suas disfunções.

O estudo da cinesiologia apresentado anteriormente serve de base para a atuação do profissional, que, por meio do raciocínio clínico, propõe estratégias específicas e seleciona os instrumentos e recursos mais adequados a cada caso.

5.1 Estratégias e objetivos gerais de intervenção em fisioterapia

A fisioterapia é uma ciência que se fundamenta na anatomia, na fisiologia, nas demais ciências morfológicas, na cinesiologia e na biomecânica, a fim de estudar, diagnosticar, prevenir e recuperar pacientes com distúrbios cinético-funcionais em todos os sistemas do organismo humano, sejam esses distúrbios decorrentes de alterações genéticas, traumas ou doenças adquiridas no decorrer da vida.

O objetivo geral da fisioterapia é preservar, manter, desenvolver ou restaurar a integridade de órgãos, sistemas ou funções. Numa interpretação mais rasteira, as duas primeiras palavras, *preservar* e *manter*, parecem significar a mesma coisa, mas, no contexto fisioterapêutico, *preservar* significa defender e resguardar de acontecimentos maléficos de deterioração passíveis de prevenção, ao passo que *manter* significa conservar algo do jeito em que se encontra, fazer perdurar em determinado estado, assegurar a estagnação da deterioração.

Quanto ao desenvolvimento, a fisioterapia visa aumentar a capacidade ou a possibilidade de progressão, fazer progredir funções; logo, a atividade privativa do fisioterapeuta é executar métodos e técnicas fisioterápicos a fim de desenvolver a capacidade física de pacientes. Ademais, esse profissional é central quando há necessidade de restaurar funções. No contexto mundial, concomitantemente ao processo de industrialização, a ciência da reabilitação desenvolveu-se até a regulamentação da atividade profissional de fisioterapia em 1969. Ainda, o fisioterapeuta é amplamente conhecido pela restauração de funções e habilidades perdidas, tanto pelos profissionais da saúde quanto pela comunidade em geral.

Nos últimos anos, a atuação do profissional de fisioterapia ampliou-se em múltiplos cenários, sempre trabalhando em prol da saúde – com foco no movimento e na função dos mais variados sistemas do organismo humano. No cenário nacional, as especialidades regulamentadas pelo Conselho Federal de Fisioterapia e Terapia Ocupacional (Coffito), diante de pesquisas na área, vêm crescendo constantemente, com base em resultados reais e justificáveis. Esses avanços permitem a evolução dos pacientes por meio do manejo de recursos e da aplicação de técnicas, métodos e propostas terapêuticas de alta resolutividade, que se consolidam dia após dia.

As estratégias utilizadas pelo fisioterapeuta são variadas e, muitas vezes, criativas, sempre tendo como fundamentação a ciência do movimento humano (cinesiologia) e o conhecimento morfofuncional aprofundado (anatomia e fisiologia).

O fisioterapeuta tem como objeto de atuação o movimento humano em todas as suas formas de expressão e potencialidades, quer nas alterações patológicas, físico-funcionais, quer nas suas repercussões psíquicas e orgânicas, objetivando a preservar, desenvolver, restaurar a integridade de órgãos, sistemas e funções desde a elaboração do diagnóstico físico e funcional, eleição e execução dos procedimentos fisioterapêuticos pertinentes a cada situação. (Coffito, 2015)

Dessa forma, a conduta do fisioterapeuta compreende o uso exclusivo da cinesioterapia em padrões de treinamento, englobando técnicas manuais ou recursos mecânicos, que permitem alcançar os objetivos terapêuticos traçados após a avaliação cinético-funcional, também própria e exclusiva da área. Em seu exercício profissional, o fisioterapeuta, por meio de métodos, técnicas e recursos terapêuticos, busca a melhor *performance* funcional do paciente aplicando o conhecimento científico para que este obtenha sucesso nas atividades de vida diária, de trabalho e de lazer.

No Quadro 5.1, a seguir, listamos exemplos de métodos, técnicas e recursos utilizados pela fisioterapia generalista.

Quadro 5.1 – Exemplos de métodos, técnicas e recursos

Método	Técnica	Recursos
Pilates®	Estabilização segmentar	Stabilizer®
Busquet®	Drenagem linfática	Masageadores

(continua)

(Quadro 5.1 – conclusão)

Método	Técnica	Recursos
RPG®	Eletroterapia, fototerapia e termoterapia	Estimulação elétrica transcutânea (Tens), estimulação elétrica funcional (FES), lâmpada infravermelho, ultrassom 1 e 3 MHz
Isotresching®	*Dry needling*	Agulhas de acupuntura
Microfisioterapia	Pompagem	Bolas suíças
Osteopatia	Liberação miofascial	Pistola massageadora, rolo, Mioblaster® e *foam roller*
Quiropraxia	Galvanopuntura e *eletrolifting*	Striat Ibramed®
Leduc®	Bandagem funcional *kinesio taping*	Bandagem elástica
Kabath®	Manipulação articular	Instrumento de quiropraxia ativador massageador (TIQ)
Bobath®	Amassamentos, torções, percussão e rolamento (técnicas de massagem)	Bolinhas de cravo e bola de tênis
Maitland	Crochetagem	Ganchos de crochetagem
Mckenzie	Reflexologia podal	Macas e tatames
Mulligan	Movimento combinado	Bastões, cones e espaldar
Watsu	Facilitação neuromuscular proprioceptiva	Halteres, caneleira, tornozeleira, elásticos e molas de resistência
Halliwick	Alongamento muscular	Turbilhão
Reflexoterapia	Mobilização articular	Bolsa de gelo

Convém distinguir os termos *método, técnica* e *recurso*. **Métodos** são conceitos ordenados, com procedimentos sistemáticos, em plano geral, e **técnica** é a aplicação do plano metodológico e a forma especial de executar alguma ação. O método é estratégico, já a técnica é tática. Diante disso, a técnica geralmente está subordinada a algum método. **Recursos** são os instrumentos utilizados para a aplicação de técnicas e métodos terapêuticos.

A fisioterapia compreende o planejamento para a assistência. Nesse sentido, a implementação do programa de tratamento deve seguir objetivos claros, traçados na avaliação que deve ser refeita durante o tratamento para verificação da evolução e para possíveis alterações ou adequações de ritmo de aplicação das técnicas e dos recursos. Não existem regimes ou receitas de técnicas a serem aplicadas a qualquer condição que seja, pois as doenças e lesões não seguem o mesmo curso em todos os pacientes. Cada paciente é único e seu tratamento deve ser individualizado, a fim de o levar ao melhor nível possível ou ao completo grau de independência funcional em todas as atividades que exerce socialmente.

Figura 5.1 – Fluxo de formação, habilidades, estratégias e condutas fisioterapêuticas

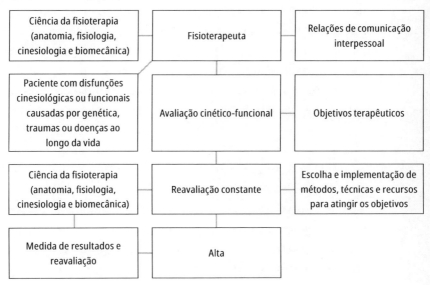

Alterações genéticas, traumas e doenças afetam o estado normal do corpo. O fisioterapeuta detém conhecimento científico para atuar em todas as fases dessas alterações, sendo elas permanentes ou não; portanto, compete a esse profissional traçar objetivos terapêuticos com base na avaliação cinético-funcional e implementar métodos, técnicas e recursos para preservar, manter, desenvolver ou restaurar a integridade de órgãos, sistemas e funções. Desse modo, esse profissional contribui substancialmente para a saúde da população.

5.2 Indicações de mecanoterapia e cinesioterapia

Os recursos mecânicos correspondem aos dispositivos que o fisioterapeuta utiliza para evocar ou guiar movimentos conforme seus objetivos terapêuticos, para ganhar amplitude de movimento, mobilidade, força, resistência ou outras capacidades físicas. A mecanoterapia otimiza em vários aspectos a prescrição terapêutica, pois, em sua concepção, utiliza conceitos físicos em sua abordagem, como resistências, cargas e alavancas.

São exemplos de recursos mecanoterapêuticos faixas elásticas, bolas, rolos, bastões, halteres, anilhas, caneleiras, barras de Ling (espaldar), barras paralelas, tábuas de equilíbrio, cama elástica, *step*, colchonetes, almofadas, espumas, cunhas, tatames, andadores, muletas, bengalas, equipamentos de tração, cicloergômetros e estações de ginástica (Fagundes; Vargas, 2018).

Como auxiliar da cinesioterapia, a mecanoterapia proporciona integração do exercício ao objetivo proposto. Seus recursos podem ser classificados de acordo com sua função. Destacam-se aqui quatro funções principais (Fagundes; Vargas, 2018):

1. facilitação do movimento;
2. resistência ao movimento;
3. mobilização articular ou tecidual;
4. tração.

No Quadro 5.2, a seguir, arrolamos exemplos de recursos de acordo com suas funções, alinhadas aos objetivos terapêuticos.

Quadro 5.2 – Exemplos de recursos e suas funções

Objetivo terapêutico	Recurso	Função	Exercício
Treinar a marcha	Barras paralelas	Facilitar o movimento	Solicita-se que o paciente caminhe entre as barras paralelas utilizando-as como suporte para os membros superiores (MS), reduzindo, assim, a resistência ao movimento.
Ganhar força muscular	Halteres	Proporcionar resistência ao movimento	Solicita-se que o paciente execute a flexão de cotovelo com um halter de 3 kg em sua mão.
Ganhar amplitude de movimento articular	Bastão	Mobilizar a articulação e os tecidos moles	Com o bastão em uma das mãos, o paciente empurra a outra mão posicionada na ponta do bastão até a amplitude final do movimento de abdução de ombro.
Ampliar o espaço articular e separar as superfícies articulares	Equipamento de tração	Tracionar determinada região	Posiciona-se o equipamento de tração e suas amarras de fixação (em tronco) e mobilização na cintura pélvica e inicia-se a tração no sentido caudal.

Como é possível perceber, os recursos terapêuticos estão diretamente relacionados aos objetivos terapêuticos, sendo essenciais para a interação e o auxílio na execução da cinesioterapia. Por meio do uso adequado dos recursos mecanoterapêuticos, ocorre o desenvolvimento, a manutenção e a promoção das funções físicas e cinético-funcionais, como ganho de força e velocidade, aumento da mobilidade e da flexibilidade e melhora da resistência, do equilíbrio, da coordenação, e do gesto motor ou funcional (Kisner; Colby, 2015).

Além disso, os dispositivos mecanoterapêuticos proporcionam aos pacientes novos desafios e motivação; e ao profissional, oferecem novas possibilidades para a mesma conduta terapêutica ou evolução do nível de dificuldade. Isso transforma a terapia em um ambiente lúdico e cheio de aprendizado motor (Caricchio, 2017; Souza; Morsch, 2018; Andrade, 2019)

A finalidade da utilização de recursos é precisamente terapêutica. Um programa de cinesioterapia que utilize recursos mecânicos pode compreender exercícios aeróbios em geral, exercícios de mobilização articular, fortalecimento muscular, exercícios de resistência e exercícios de facilitação, sendo o uso de cada um dos recursos precisamente intencional e planejado durante os atendimentos terapêuticos. Esses recursos podem ser utilizados com todos os públicos, incluindo crianças, idosos e deficientes.

Até aqui, comentamos sobre as vantagens da associação da mecanoterapia aos exercícios terapêuticos. Contudo, utilizar recursos mecânicos não é uma regra. O terapeuta precisa se preocupar primariamente com os objetivos e as metas traçados para o tratamento após a avaliação e, muitas vezes, os pacientes demonstram fraqueza ou deficiências tais que não permitem a utilização desse tipo de recurso. Nesses casos, a terapia pelo movimento – ou seja, cinesioterapia – pura, utilizando apenas o peso (carga) dos próprios segmentos do corpo, é a mais adequada (Guimarães; Cruz, 2003).

> A cinesioterapia, como recurso terapêutico, utiliza o movimento humano diante da funcionalidade apresentada em todas as

interfaces das atividades e participação, na promoção, na prevenção e no tratamento de disfunções dos sistemas do corpo humano, tendo sido considerada técnica própria do fisioterapeuta, único capaz de utilizá-la no plano terapêutico. (Westphal; Fleig, 2015, p. 1)

Westphal e Fleig (2015) realizaram um levantamento bibliográfico e uma revisão quantitativa, a fim de reconhecer a aplicação da cinesioterapia em trabalhos de conclusão de curso da graduação em Fisioterapia da Universidade de Santa Cruz do Sul (Unisc). Os resultados encontrados enfatizam a intervenção por meio da cinesioterapia com ênfase tanto em prevenção quanto em tratamento de disfunções. As principais alterações tratadas foram flexibilidade, mobilidade e resistência. Já os principais tipos de exercício utilizados foram alongamentos ativo, passivo e autoalongamento; exercícios ativo livre e ativo resistido; exercícios passivo e ativo assistido, associados ou não a massoterapia, hidroterapia, eletroterapia ou termoterapia. As autoras concluíram que a cinesioterapia em fisioterapia vem obtendo resultados efetivos nas abordagens terapêuticas.

Logo, a cinesioterapia é uma das práticas fundamentais da fisioterapia, sendo aplicada desde o período de formação. Na continuidade da vida profissional, não é diferente, de modo que ela se torna protagonista de amplos resultados em estudos, desde tratamentos mais simplificados até àqueles de alta complexidade.

Casasa et al. (2021) expuseram a influência da utilização da cinesioterapia individualizada em fases pré-protetização de membros amputados e consideraram, ao final da revisão bibliográfica, que esse tratamento é indispensável para o público estudado.

Costa et al. (2022), por meio de uma revisão integrativa, demonstraram que a cinesioterapia pélvica é eficaz no tratamento da incontinência urinária por estresse. Já Oliveira e Rodrigues (2021, p. 1) concluíram que a cinesioterapia apresenta "eficácia nos resultados de treinamento muscular do assoalho pélvico e na prevenção das disfunções que o afetam", em especial na prevenção do prolapso de órgão pélvico. Esses achados são corroborados por outros estudos do mesmo tema. Por exemplo, Moreno et al. (2021, p. 2) chegaram à conclusão de que "Os exercícios cinesioterapêuticos ganham espaço e aceitação pela sua eficácia, sendo cada vez mais inseridos na rotina do fisioterapeuta, seja como prevenção, tratamento do prolapso em si, ou como terapia coadjuvante no período pós-cirúrgico".

Há, sem dúvidas, inúmeras disfunções em que a cinesioterapia vem sendo empregada com êxito. Nos casos de disfunções musculoesqueléticas, ela precede qualquer outra intervenção. Exemplo disso é sua importância no tratamento da gonartrose (Silva, 2021), das lombalgias (Barbosa, 2022), no pós-cirúrgico de reconstruções ligamentares (Noia et al., 2021; Silva; Rodrigues; Castro, 2021) e outras afecções (Rodrigues et al., 2021).

Ademais, a cinesioterapia é empregada em disfunções reumáticas (Costa et al., 2019), neurológicas (Silva; Ribeiro, 2021; Moraes; Yonamine, 2021; Baptista et al. 2021), respiratórias (Menezes; Paio, 2021), entre outras.

Portanto, a cinesioterapia consiste em um recurso elementar dos processos terapêuticos para recuperação de lesões osteoarticulares, musculoesqueléticas ou, ainda, que atinjam os diversos sistemas fisiológicos do organismo humano.

Contudo, como empregar esses recursos após a avaliação? Responderemos a essa questão nas próximas seções.

5.2.1 Designação de conduta

Conhecendo o processo de incapacitação do paciente, após avaliação cinético-funcional pormenorizada, o fisioterapeuta tem de fazer as indicações terapêuticas de acordo com a patologia/doença, os comprometimentos e as limitações funcionais que geram incapacidades.

Assim, o planejamento das intervenções está diretamente relacionado, como já registramos, ao diagnóstico cinético-funcional, que depende das informações advindas da avaliação. O plano de tratamento deve ser coerente com as metas e os objetivos traçados em curto, médio e longo prazos.

Por exemplo, para um paciente com queixas álgicas no ombro, um dos primeiros objetivos é aliviar a dor. Dessa forma, são utilizados recursos atrelados à analgesia, como manobras articulares e movimentos simples, sem cargas, a fim de proporcionar melhora do aporte nutricional – por meio da lubrificação das articulações – e otimizar a remoção de resíduos metabólicos oriundos da lesão. Para tanto, pode-se utilizar bastões leves na facilitação dos movimentos e na mobilização articular e tecidual (Figura 5.2).

Figura 5.2 – Exemplo de exercício terapêutico que aplica, simultaneamente, a cinesioterapia e a mecanoterapia com objetivo de analgesia

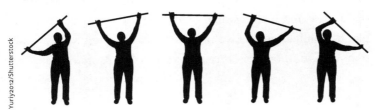

Claramente, o exercício ilustrado na Figura 5.2 não estaria aplicado à analgesia caso o paciente não apresentasse, na avaliação, certo êxito no que concerne à amplitude articular do ombro. Entretanto, caso fossem verificadas restrições de mobilidade, ele também poderia ser aplicado com o objetivo de trabalhar a amplitude de movimento articular da região.

É possível trabalhar vários objetivos de tratamento ao mesmo tempo, mas alguns só podem ser atingidos quando algum outro já tiver sido sanado. Por exemplo, o fortalecimento de um grupo muscular só é viável se existir um movimento ativo irrestrito e livre de dor.

Para cada objetivo ou meta, o fisioterapeuta designa várias condutas. À medida que estas forem aplicadas, o paciente é constantemente reavaliado, de modo que se possa observar a evolução do tratamento, sanando, fase a fase, as disfunções relacionadas à condição inicial.

A limitação dolorosa ao movimento deve ser a primeira a receber designação terapêutica de tratamento. Isso porque a dor limita as demais capacidades físicas do paciente; somente após sua amenização, é que se torna possível designar outras indicações relacionadas à amplitude de movimento, à força muscular, à resistência, à propriocepção, à coordenação, ao equilíbrio etc.

Para o objetivo de aumentar ou melhorar a amplitude de movimento articular, existem várias outras designações terapêuticas, como o alongamento com aplicações da mecanoterapia, a mobilização passiva da articulação acometida, a massoterapia, a manipulação articular com recursos manuais e, até mesmo, a eletroterapia. Além disso, alongamentos podem ser indicados com objetivo de ganho de flexibilidade da unidade musculotendínea.

Figura 5.3 – Exemplo de exercício terapêutico com mecanoterapia: alongamento com objetivo de aumentar a amplitude de movimento de articulações ou a flexibilidade de uma unidade musculotendínea específica

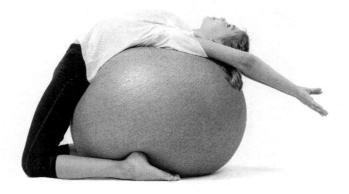

TSV-art/Shutterstock

Para o fortalecimento de musculatura enfraquecida, designam-se recursos que ofereçam resistência a seus movimentos, como halteres, faixas elásticas ou, no caso da cinesioterapia sem a mecanoterapia, o peso do próprio corpo ou segmento.

Figura 5.4 – Exemplos de exercícios terapêuticos aplicando a mecanoterapia ao fortalecimento muscular (a; b) e utilização do raciocínio da cinesioterapia (contrações isométricas) para o fortalecimento de grupos musculares específicos (c)

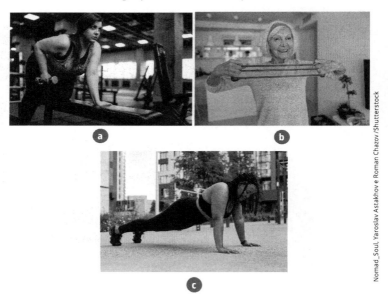

Nomad_Soul, Yaroslav Astakhov e Roman Chazov/Shutterstock

Outro objetivo terapêutico comumente identificado em avaliação é a manutenção ou a otimização da capacidade aeróbica ou da resistência cardiorrespiratória. Nesse caso, é possível designar exercícios terapêuticos que mantêm a oferta energética de oxigênio e os mecanismos fisiológicos apropriados para o reparo tecidual. Um bom funcionamento dos mecanismos fisiológicos de produção de energia sob a forma de adenosinatrifosfato (ATP) supre as necessidades energéticas de reparo de qualquer tipo de lesão e aumenta as possibilidades aeróbicas do organismo para o aperfeiçoamento da funcionalidade. Para a escolha dos exercícios aeróbicos, deve-se levar em consideração os objetivos e a capacidade física do paciente. Assim, os exercícios podem ocorrer de forma contínua – por longa duração, sem interrupções –, intervalados – maior intensidade em menores períodos de tempo, com repetições/ciclos – ou combinados – com variações e mesclas dos dois outros tipos.

Figura 5.5 – Exemplos de exercícios aeróbicos aplicados ao ganho de resistência cardiorrespiratória

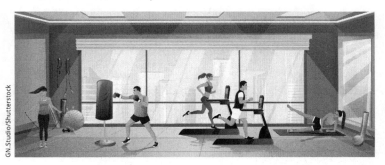

Há, ainda, outras modalidades, técnicas e métodos terapêuticos que, por meio do raciocínio clínico, podem ser designados aos mais variados objetivos. Nesse caso, deve-se levar em consideração o efeito fisiológico promovido por cada um deles no organismo e as demandas de cada paciente. Nos programas de reabilitação, por exemplo, são objetivos comuns, além de aliviar a dor: melhorar a amplitude de movimento; aumentar ou incrementar a força muscular; manter ou aperfeiçoar o condicionamento cardiorrespiratório; reestabelecer o equilíbrio; e melhorar a propriocepção e a coordenação motora.

Os pacientes utilizam todo o ganho em suas atividades de vida diária (AVDs) laborais, esportivas. Por isso, as estratégias devem otimizar o desempenho motor com atividades relacionadas ao contexto da vida de cada paciente.

O controle motor adequado só pode ser reestabelecido por meio das melhores indicações e designações terapêuticas, que, certamente, estão diretamente relacionadas às competências e habilidades do fisioterapeuta. Por essa razão, o profissional de saúde deve estar em constante atualização, buscar conhecer, cada vez mais, técnicas e métodos de tratamento e ampliar sua gama de aplicações terapêuticas.

Por fim, o programa de tratamento deve seguir uma cronologia estabelecida individualmente com base nas condições do paciente. Normalmente, na fase inicial, deve-se pensar em alívio da dor e remissão da inflamação. À medida que a evolução ocorre, novos objetivos podem ser estipulados e outros alvos terapêuticos são atingidos, como aumento de amplitude de movimento, flexibilidade, força muscular e resistência, até chegar ao controle neuromuscular total, com propriocepção preservada e centro na funcionalidade geral.

5.3 Indicações de terapia manual

Terapias manuais são aquelas em que se utilizam apenas as mãos para intervenção física, sem, portanto, o suporte de equipamentos e outros recursos mecânicos. Essa classificação abrange um amplo grupo de técnicas, como mobilizações articulares; manipulações articulares e mobilizações dos tecidos moles – músculos, fáscias, tendões, ligamentos, gordura, pele, nervos, vasos –, que podem ser feitas por meio de: massoterapia e liberação miofascial; mobilização neural; técnicas de energia muscular; método Maitland; método Mulligan; técnicas de liberação posicional; e *rolfing*.

Desde o envelhecimento natural dos tecidos, passando por alterações causadas por movimentos ou esforços estressantes e repetitivos, até disfunções provocadas por traumas e lesões, os tecidos moles sofrem com condições que podem ser restauradas pelas técnicas manuais.

Compreender o papel de cada tecido do corpo humano em seu nível microscópico, molecular e celular, permite que o terapeuta observe, palpe e avalie as funções, a fim de traçar objetivos reais de restauração e aumento real das funcionalidades (Chaitow, 2017).

Poderia se supor que existe um quadro baseado nas evidências que seja utilizado no raciocínio clínico, no momento das decisões sobre designações e indicações terapêuticas. No entanto, não é assim que funciona, pois a indicação dos métodos e das técnicas manuais baseia-se nos conhecimentos adquiridos e na experiência do profissional. Nesse sentido, até mesmo estudos sobre células e tecidos em laboratório, estudos com modelagem matemática sobre comportamento de tecidos, pesquisas anatômicas baseadas em achados de dissecação e estudos de imagem podem orientar o atendimento.

As técnicas de terapia manual são geralmente muito bem fundamentadas nos princípios biológicos, teciduais, anatômicos, cinesiológicos e biomecânicos. Dessa forma, fazem parte das competências particulares do fisioterapeuta. Além disso, primam pela integralidade do indivíduo, constituindo-se como terapias integrativas que consideram o todo e não as partes do corpo.

As terapias manuais agregam conceitos que determinam suas aplicações em qualquer tipo de situação ou disfunção, pois estão diretamente atreladas ao indivíduo em todas as suas potencialidades funcionais organísmicas. Toda e qualquer pessoa pode se beneficiar ao submeter-se a intervenções, com objetivo de prevenção, tratamento ou reabilitação.

O Quadro 5.3, a seguir, apresenta algumas aplicações de técnicas de acordo com suas funções nos tecidos e seus objetivos terapêuticos.

Quadro 5.3 – Técnicas manuais e suas funções

Objetivo terapêutico	Técnica	Efeito
Alívio da dor e melhora da mobilidade.	Energia muscular.	Direciona a contração muscular sustentada para a barreira de resistência ou para longe dela.
Aumento da amplitude articular, correção da tensão articular, liberação da tensão capsular e ligamentosa, promoção da circulação do líquido sinovial e liberação das compressões nervosas.	Técnica BLT (*balanced ligamentous tension*).	Técnica osteopática que proporciona tensão articular ligamentosa também proposta em disfunções membranosas, fasciais e viscerais.
Relaxamento e alongamento muscular.	Massoterapia – manobras de amassamento e torção.	Proporciona aumento da circulação e do aporte energético (ATP) para o relaxamento das fibras musculares, o que, por sua vez, se relaciona ao alongamento das fibras.
Redução da dor e liberação articular relacionada aos músculos.	Manobras de liberação de pontos-gatilho.	Inativa pontos-gatilho com sintomas motores e sensoriais associados ao músculo.
Aumento da amplitude de movimento pós-cirurgias com cicatrizes.	Manipulação do tecido conectivo e rolagem da pele.	Normaliza os tecidos nas áreas zonais e dermátomos conectados, por meio da redução de tensão, além de edemas, com o alongamento dos tecidos em suas interfaces.

Como é possível perceber, novamente, as técnicas e os métodos de tratamento estão diretamente relacionados aos objetivos terapêuticos tendo em vista os efeitos que causam no organismo.

Mediante o uso adequado de técnicas e métodos, o fisioterapeuta é capaz de trabalhar nas mais variadas disfunções teciduais, anatômicas, cinesiológicas e biomecânicas, promovendo a melhora das funções físicas e cinético-funcionais desejadas. Em um único atendimento com terapias manuais, podem ser utilizados diferentes tipos de manobras e técnicas para um único ou para vários objetivos terapêuticos, sempre dentro de uma visão holística do paciente e de seu problema.

Para um bom tratamento com terapias manuais, a avaliação prévia completa é muito importante, porém também é fundamental a avaliação continuada. À medida que se analisa como a pessoa e seu corpo se comportam na maca, a palpação e a detecção de restrições, padrões crônicos de tensão muscular, tecido cicatricial, temperatura e aderências permitem que o terapeuta forme uma imagem preliminar do que está acontecendo e, assim, trace seu plano terapêutico sempre tratando e reavaliando os resultados de cada atendimento (Davis, 2006).

Nesse sentido, Davis (2006, p. 49-50) oferece um excelente exemplo da importância da avaliação contínua:

> Recentemente, trabalhei com uma paciente que tinha marcado uma cirurgia para liberação do túnel do carpo. A massagem era sua "última tentativa" para evitar a cirurgia. Quando coloquei minhas mãos na região do trapézio, percebi um padrão específico de ausência de resposta dos tecidos que, com base no que aprendi por experiência, pode dever-se a uma reação à cafeína. Perguntei e a paciente afirmou beber em média quatro a cinco xícaras de café, três a quatro latas de refrigerantes, além de

comer um pedaço de chocolate todos os dias. Existem clientes que podem apresentar esses padrões de consumo sem desenvolver qualquer efeito deletério sobre os músculos, mas nesse caso, assim como para uma percentagem significativa das pessoas, isso produzia tensão crônica extrema nos ombros e no pescoço resultando em compressão nervosa e diminuição da função das mãos, que se assemelhava à síndrome do túnel do carpo. Uma combinação de trabalho miofascial com massagem sueca nos membros superiores e redução significativa do consumo de cafeína tornou essa paciente capaz de voltar a realizar atividades de costura, jardinagem e uso do computador sem cirurgia.

Em uma ampla relação global, o terapeuta, com seus objetivos em mente, promove o relaxamento, uma maior integração entre corpo e mente, por meio da percepção sinestésica, e uma melhora das alterações fisiológicas ou estruturais.

Algumas das indicações da terapia manual estão disponíveis em diversos artigos científicos. Os resultados aplicados às disfunções da coluna vertebral são destacados por muitos trabalhos (Jassi et al., 2010; Ninello et al., 2010; Navega et al., 2011; Nunes Junior, 2012; Marques, 2016; Guedes; Santos; Sá, 2021).

Guedes, Santos e Sá (2021, p. 115) compararam a eficácia da osteopatia (terapia manual) aplicada à lombalgia inespecífica com a fisioterapia convencional e concluíram que "o tratamento osteopático possibilita a curto prazo uma rápida melhora do quadro álgico em distintas faixas etárias com boa repercussão sobre a dor". Esses autores também obtiveram resultados muito positivos com a fisioterapia convencional, sinalizando que, "a longo prazo, é necessário a intervenção da fisioterapia convencional demonstrando assim ser mais eficaz em conjunto do que de forma individual" (Guedes; Santos; Sá, 2021, p. 115).

Sem dúvida alguma, as terapias manuais podem ser utilizadas com sucesso em muitas outras situações disfuncionais, como fascite plantar, síndrome do túnel do carpo, osteoartrite de joelho, transtornos temporomandibulares e, até mesmo, doenças respiratórias (Hooda; Goyal; Samuel, 2021; Araújo; Borges, 2010; Rodrigues; Camargo, 2015; Almeida et al., 2021; Ortiz; Vallejo, 2022).

Os exemplos aqui citados confirmam que a terapia manual pode ser empregada nas mais diversas situações a depender do conhecimento do terapeuta. Além disso, associadas à fisioterapia convencional, as manobras manuais podem somar forças na resolução de disfunções específicas.

5.3.1 Designação de conduta

Novamente, conhecendo o processo de incapacitação do paciente, após avaliação cinético-funcional pormenorizada, chega o momento de fazer as indicações terapêuticas de acordo com a patologia/doença, seus comprometimentos e as limitações funcionais que geram incapacidades. Nesse momento, entra em cena o raciocínio holístico das teorias dos sistemas e das ciências biológicas.

O plano de tratamento sofre mudanças a cada sessão, uma vez que o foco da atenção muda conforme a manipulação do paciente, a restauração dos tecidos moles e a recuperação do equilíbrio funcional.

Por exemplo, para um paciente com queixas álgicas, uma das primeiras técnicas manuais recrutadas para aliviar a dor é a massagem terapêutica. Nesse caso, o efeito analgésico deve-se a várias razões:

- relaxamento muscular por aumento da circulação e, consequentemente, do aporte de oxigenação dos tecidos;
- alterações nos níveis de hormônios relacionados ao estresse;
- incremento nos níveis de serotonina e redução na concentração de adrenalina e noradrenalina;
- teoria do controle de comportas da dor – segundo a qual, o impulso doloroso carregado por fibras nervosas lentas é substituído pelo estímulo mecânico transportado por fibras nervosas de grosso calibre e mielinizadas, que chegam ao sistema nervoso antes do estímulo de dor (Domenico, 2008).

Técnicas de drenagem linfática promovem a evacuação de líquidos acumulados nos tecidos, podendo ser aplicadas a qualquer paciente que apresenta regiões ou segmentos do corpo edemaciados, salvo em casos com contraindicações.

Basicamente, trata-se de relacionar os efeitos conhecidos de cada técnica, manobra ou método com às necessidades específicas de cada paciente.

Também com a terapia manual, é possível trabalhar os objetivos separadamente ou de modo conjunto. Faz parte da habilitação profissional do fisioterapeuta designar as condutas conforme objetivo ou meta terapêutica. À medida que as terapias forem aplicadas, o profissional reavalia constantemente seu paciente, de modo que observe a evolução do tratamento, sanando, fase a fase, as disfunções relacionadas à condição inicial.

Nas terapias manuais, o toque terapêutico também permite avaliar a cada atendimento. Em suas mãos, o terapeuta manual tem os receptores sensoriais aflorados pelo treinamento diário em contato com a pele e os tecidos subjacentes, tendo subsídios para reconhecer e interpretar informações sobre o estado das estruturas que toca. As mãos, ao longo do tempo, adquirem suavidade e sensibilidade, além de firmeza e força natural. Com a experiência, a habilidade é aperfeiçoada e o relaxamento dos músculos e a movimentação rítmica são apurados.

As limitações teciduais devem ser o primeiro aspecto a ser observado e a receber designação terapêutica de tratamento. Isso porque a falta de mobilidade tecidual limita as demais capacidades físicas do paciente. Somente após da amenização dessas limitações, devem ser reavaliadas as movimentações e os resultados na dor.

As terapias manuais baseiam-se em várias teorias para a redução da dor, como o aumento significativo dos níveis de serotonina e consequente redução nos níveis de adrenalina, noradrenalina e cortisol; a teoria das comportas da dor; o aumento da circulação sanguínea e, consequentemente, da nutrição dos tecidos; a retirada de metabólitos; o relaxamento e a acomodação do sistema nervoso.

Para saber mais

Para aprofundar seus conhecimentos acerca das causas da dor e dos efeitos analgésicos, sugerimos a leitura do seguinte artigo:

FERNANDES, B. H. P.; GOMES, C. R. G. Mecanismos e aspectos anatômicos da dor. **Saúde e Pesquisa**, v. 4, n. 2, p. 237-246, maio/ago. 2011. Disponível em: <https://periodicos.unicesumar.edu.br/index.php/saudpesq/article/view/1868/1282>. Acesso em: 4 jul. 2023.

Desse texto, destacamos o seguinte excerto:

> A nossa percepção da dor não é diretamente proporcional à extensão da lesão ou à intensidade do estímulo que está sendo aplicado. A teoria do portão, que foi proposta pela primeira vez por Melzack e Wall em 1965, explica este fenômeno e afirma que impulsos nervosos evocados por lesões são influenciados na medula espinal por outras células nervosas ou circuitos nervosos (existentes na substância gelatinosa das colunas posteriores da medula espinal) que agem como portões, querendo impedir os impulsos de passar ou facilitar a sua transmissão (MACKEY; MAEDA, 2004).
>
> O portão seria controlado por fibras descendentes supraespinais e pelos próprios impulsos nervosos que entram pelas fibras das raízes dorsais. Assim, os impulsos nervosos conduzidos pelas grossas fibras mielínicas de tato (fibras Aβ) teriam efeitos antagônicos aos das fibras Aδ (dor aguda) e C (dor crônica), sendo que estas "abrem" e aquelas "fecham" o portão. (Fernandes; Gomes, 2011, p. 243)
>
> Em outras palavras, as fibras nervosas que ascendem ao córtex, dependentemente de suas dimensões, são capazes de transportar mais ou menos rapidamente os impulsos nervosos de diferentes sensações. Assim, a analgesia está diretamente relacionada com os impulsos transportados por fibras específicas (mielínicas e amielínicas), de tal modo que podem ser modulados por um profissional com esse entendimento.

Para tratamento da dor, é possível trabalhar com indicações relacionadas à amplitude de movimento, como os mais diversos tipos de alongamento manual, contidos em variados métodos de tratamento, e mobilizações articulares específicas e pontuais.

Cada terapeuta tem seu próprio arcabouço de técnicas, que pode incluir a massagem terapêutica, a liberação miofascial, a terapia craniossacral, o método Rolf, o método Mulligan, o método Maitland, o Pilates, a mobilização neural, a quiropraxia, a osteopatia, entre outros tantos.

Algumas técnicas são mais voltadas à mobilização tecidual; outras, às mobilizações e manipulações articulares; outras, ainda, ao alongamento, à flexibilidade, ao fortalecimento muscular, ao descongestionamento linfático. Assim, a designação do tratamento deve considerar a integração funcional e a percepção terapêutica como meios de atingir o objetivo traçado na avaliação inicial.

A fim de concluir adequadamente esta exposição sobre o tema, compreendendo ser impossível abordar todas ou cada uma das técnicas e métodos manuais, enfatizamos que a percepção corporal advinda do terapeuta somada à exploração dos movimentos de acordo com os conhecimentos da cinesiologia e da biomecânica gera uma reação em cadeia. Os movimentos devem ser orientados de modo que se reorganize o sistema neuromuscular e se adotem padrões de movimento mais eficientes. A reavaliação contínua mostra a evolução e indica as condutas seguintes a cada sessão do tratamento.

Figura 5.6 – Exemplos de variadas técnicas manuais que devem ser associadas durante o atendimento em terapia manual: liberação miofascial instrumental (a), mobilização articular/escapular (b), massagem terapêutica (c), método de cadeias musculares (d), mobilização neural (e), fortalecimento muscular (método Mackenzie) (f), alongamento muscular (g), técnica de digito-compressão para liberação de pontos-gatilho (h)

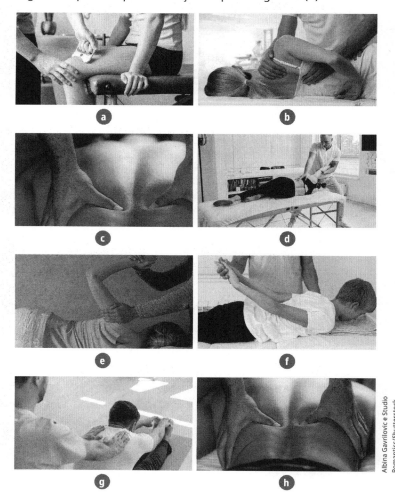

O raciocínio clínico é o que diferencia a aplicação das técnicas designadas aos mais variados objetivos terapêuticos. Nesse caso, novamente, o profissional tem de associar o método e a técnica ao efeito fisiológico que promovem no organismo.

O ganho terapêutico só ocorre por meio das melhores indicações e designações terapêuticas, que, certamente, estão diretamente relacionadas às competências e às habilidades do fisioterapeuta. Por isso, reiteramos a importância da constante atualização e do retorno aos fundamentos da área, a fim de reunir, cada vez mais, técnicas e métodos, ampliando a gama de aplicações terapêuticas.

Síntese

A avaliação cinesiológica-funcional é indispensável para a identificação das disfunções e baseia-se nos princípios práticos e fundamentos da cinesiologia. Por meio dela, são traçados os objetivos terapêuticos, com base nos quais são estipuladas estratégias e indicações terapêuticas que contam com inúmeros recursos e métodos.

O diferencial de um profissional está em seu raciocínio clínico e na proposição de estratégias específicas relacionadas à obtenção de resultados. Em fisioterapia, o manejo de recursos, aplicações de técnicas, métodos e propostas terapêuticas destaca os resultados em prol dos objetivos traçados em avaliação. A alta resolutividade cresceu nos últimos anos conforme mostram as evidências científicas consolidadas.

Compõe a terapêutica do fisioterapeuta o uso exclusivo da cinesioterapia com técnicas manuais ou recursos mecânicos, que permitem alcançar os objetivos traçados após a avaliação cinético-funcional, também própria e exclusiva dessa área de atuação. Não existem regimes ou receitas de técnicas a se aplicar a qualquer condição que seja, pois as doenças e lesões não seguem o mesmo curso em todos os pacientes. Cada paciente é único e seu tratamento deve ser individualizado, a fim de o levar ao melhor nível possível ou ao completo grau de independência funcional em todas as atividades que exerce socialmente.

Dessa forma, a indicação da mecanoterapia, da cinesioterapia, da terapia manual deve ser feita com vistas a solver aspectos disfuncionais presentes na avaliação fisioterapêutica.

A utilização de recursos é precisamente terapêutica; portanto, as designações de conduta devem ser feitas com base em dois pilares: (1) conhecimento do processo de incapacitação e suas disfunções; e (2) conhecimento de recursos, técnicas e métodos para tratamento.

Questões para revisão

1. As técnicas de terapia manual têm sido utilizadas para produzir mudanças terapêuticas e atingir objetivos terapêuticos com relação à mobilidade tecidual, dores e extensibilidade dos tecidos moles. Sobre a terapia manual:

    Assinale V para alternativas verdadeiras e F para as falsas:

( ) A aplicação de forças externas deve ser específica e relacionada aos efeitos fisiológicos de cada uma das técnicas empregadas.
( ) O raciocínio clínico é o que diferencia a aplicação das técnicas que devem ser designadas aos mais variados objetivos terapêuticos.
( ) O ganho terapêutico não ocorre a partir das melhores indicações/designações terapêuticas, mas em conformidade com as indicações de recursos mecânicos que certamente não têm relação com as competências e habilidades do profissional fisioterapeuta.
( ) Nas terapias manuais, os movimentos devem ser orientados de modo que se reorganize o sistema neuromuscular e que se adotem padrões de movimento mais eficientes.
( ) As limitações teciduais devem ser o primeiro aspecto a ser observado e a receber designação terapêutica de tratamento, isso porque a falta da mobilidade tecidual limita as demais capacidades físicas do paciente.

Agora, assinale a alternativa que apresenta a sequência correta de preenchimento dos parênteses, de cima para baixo:

a) V, V, F, V, V.
b) V, F, V, F, V.
c) F, V, F, V, F.
d) F, V, V, V, V.
e) V, V, V, F, V.

2. A mobilização/manipulação são técnicas de terapia manual em que movimentos passivos qualificados atingem as articulações e os tecidos subjacentes. Geralmente esse tipo de técnica está relacionada a qual efeito fisiológico?

3. O uso de técnicas manuais, entre elas a massoterapia, como recurso terapêutico acontece há milhares de anos. Para aplicá-las, uma avaliação detalhada sempre deve ser realizada, a fim de, por meio das alterações encontradas, identificar-se o melhor método a ser empregado. Nesse sentido, qual é o papel das mãos do terapeuta, que não estão relacionadas apenas ao tratamento?

4. (OMNI – 2021 – Conderg/SP – Fisioterapeuta) A terapia manual é indicada nos seguintes casos, **exceto**:
   a) Condições musculoesqueléticas não irritáveis, demostradas pela dor causada pelo movimento e que desaparece muito rápido.
   b) Dor alterada por mudanças relacionadas com a postura sentada ou a de pé.
   c) Dores musculoesqueléticas fortes.
   d) Dor relatada pelo paciente, aliviada ou provocada por determinados tipos de movimentos ou posições.

5. Para um paciente com queixas álgicas, uma das primeiras técnicas manuais recrutadas para aliviar a dor é a massagem terapêutica. Nesse caso, o efeito analgésico deve-se a várias razões:
   i) Relaxamento muscular por aumento da circulação e, consequentemente, do aporte de oxigenação dos tecidos.
   ii) Alterações nos níveis de hormônios relacionados ao estresse.
   iii) Incremento nos níveis de serotonina e redução na concentração de adrenalina e noradrenalina.
   iv) Substituição do impulso doloroso transportado por fibras nervosas lentas pelo estímulo mecânico transportado por fibras nervosas de grosso calibre e mielinizadas, que

chegam ao sistema nervoso antecipadamente ao estímulo de dor, promovendo analgesia.

v) Alterações sensoriais que provocam euforia e alucinações suaves nos pacientes;

Sobre essas assertivas, é correto afirmar que:

a) apenas IV é verdadeira.
b) II, III e V são verdadeiras.
c) apenas V é verdadeira.
d) I, II, III e IV são falsas.
e) apenas V é falsa.

Questões para reflexão

1. Terapias manuais são aquelas em que se utilizam apenas as mãos para intervenção física, sem, portanto, o suporte de equipamentos e outros recursos mecânicos. Essa classificação abrange um amplo grupo de técnicas, como mobilizações articulares; manipulações articulares e mobilizações dos tecidos moles – músculos, fáscias, tendões, ligamentos, gordura, pele, nervos, vasos –, que podem ser feitas por meio de: massoterapia e liberação miofascial; mobilização neural; técnicas de energia muscular; método Maitland; método Mulligan; técnicas de liberação posicional; e *rolfing*. Pesquise uma técnica que tenha como objetivo terapêutico trabalhar a flexibilidade e a movimentação sem restrição dos nervos.

2. As técnicas de terapia manual são geralmente muito bem fundamentadas nos princípios biológicos, teciduais, anatômicos, cinesiológicos e biomecânicos, fazendo parte, dessa forma, das competências próprias do fisioterapeuta. Além disso, primam

pela integralidade do indivíduo, sendo, portanto, integrativas e considerando o todo e não as partes do corpo. Entre os estudos listados a seguir, quais são importantes nessa área para orientar as práticas terapêuticas? Justifique sua resposta.

I) Estudos sobre células e tecidos feitos em laboratório
II) Pesquisas com correntes elétricas que descrevem como os tecidos respondem ao toque manual
III) Estudos com modelagem matemática sobre comportamento de tecidos
IV) Pesquisas anatômicas que surgem de achados de dissecação
V) Estudos de imagem.

3. Recursos mecânicos são dispositivos que o fisioterapeuta utiliza para evocar ou guiar movimentos conforme seus objetivos terapêuticos, para ganhar amplitude de movimento, mobilidade, força, resistência ou outras capacidades físicas. A mecanoterapia otimiza em vários aspectos a prescrição terapêutica, pois, em sua concepção, utiliza conceitos da física, como resistências, cargas e alavancas. Descreva um recurso da mecanoterapia e cite um exemplo de sua utilização.

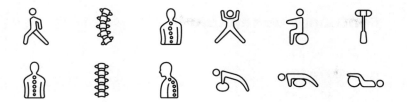

Capítulo 6
Indicações terapêuticas baseadas na avaliação cinético-funcional

Maria de Fátima Fernandes Vara

Conteúdos do capítulo

- Hidroterapia.
- Fototerapia.
- Termoterapia.
- Eletroterapia.

Após o estudo deste capítulo, você será capaz de:

1. descrever alguns recursos fisioterapêuticos e citar algumas possibilidades de indicação/utilização;
2. reconhecer a utilidade da hidroterapia;
3. analisar recursos da termoterapia;
4. identificar possíveis aplicações da fototerapia;
5. compreender as funções da eletroterapia.

Neste capítulo, apresentaremos possíveis aplicações de diferentes técnicas terapêuticas recomendadas para os mais diferentes cenários, como a hidroterapia, a fototerapia, termoterapia e a eletroterapia. Cada uma delas, oferece uma vasta gama de possíveis indicações.

6.1 Indicações de hidroterapia

A palavra *hidroterapia* significa "tratamento em água". Essa abordagem utiliza a água para manter a saúde, prevenir ou tratar diferentes tipos de comprometimento, com temperatura adequada e oferecendo resistência. Esse recurso estimula as terminações nervosas, os vasos sanguíneos e o metabolismo.

Exercícios realizados na água promovem efeitos fisiológicos nos seguintes sistemas:

- **Circulatório**: Registra-se maior frequência cardíaca "durante exercícios feitos na água em comparação a seu similar realizado em solo". Outro ponto que deve ser considerado é o quanto o corpo está imerso durante a atividade: "durante o exercício aeróbico realizado na água em uma altura aproximada da do tórax do paciente, tem-se uma frequência cardíaca de 80 a 110 bpm, ou seja, mais baixa que a mesma atividade quando praticada com água na altura da cintura pélvica" (Cechetti et al., 2019, p. 21-22).
- **Respiratório**: Existe um "aumento em aproximadamente 60%" no trabalho respiratório quando o paciente mantém o corpo imerso até a altura do pescoço durante a realização de exercícios. A mecânica dos músculos responsáveis pela respiração e todo "sistema pulmonar [… são] profundamente afetado[s] pela imersão do corpo em água no nível do tórax,

devido ao deslocamento sanguíneo das extremidades para as regiões centrais do tórax e devido à compressão da caixa torácica pela água" (Cechetti et al., 2019, p. 22-23), em virtude da pressão hidrostática. Isso impacta positivamente o treinamento dos músculos respiratórios.

- **Musculoesquelético**: A temperatura da água em uma piscina terapêutica promove vasodilatação periférica, o que leva ao relaxamento muscular. O sistema nervoso autônomo (SNA) responde com a diminuição dos estímulos simpáticos; concomitantemente, ocorre um incremento da resposta parassimpática. Com a percepção do relaxamento, o hipotálamo induz a "diminuição no consumo de oxigênio, redução [...] da resistência arterial à passagem do sangue, e aumento do aporte sanguíneo para as estruturas corporais" (Cechetti et al., 2019, p. 23), o que facilita a mobilidade dos membros.
- **Nervoso**: A temperatura da água na piscina terapêutica "reduz a sensibilidade das terminações sensitivas, principalmente nas terminações nervosas cutâneas relacionadas ao tato, causando uma diminuição da percepção da dor" (Cechetti et al., 2019, p. 23). A instabilidade do meio aquático servir ao trabalho da propriocepção, com diferentes graus de dificuldade, de acordo com os recursos utilizados, a profundidade e a turbulência da água.
- **Renal**: Na água, a diurese aumenta, "com perda de volume plasmático, de sódio e de potássio, além da supressão de vasopressina, de renina e de aldosterona plasmática", sendo que essa resposta é potencializada quando a imersão ocorre em água fria. "A diurese de imersão é usualmente entendida como um forte mecanismo compensador homeostático para contrabalançar a distensão sofrida pelos receptores pressóricos cardíacos". Ocorre diminuição da resposta simpática renal,

"devido a uma resposta vagal causada pela distensão atrial [sic] que, por sua vez, aumenta o transporte tubular de sódio, com diminuição de aproximadamente um terço da resistência vascular renal" (Cechetti et al., 2019, p. 24-25). Os efeitos podem persistir algumas horas após a sessão de hidroterapia.

Quanto às contraindicações, destacam-se doenças infecciosas, hipotensão ou hipertensão não controladas, insuficiência respiratória. Em alguns casos, vale a pena discutir com o médico sobre cuidados específicos.

Os recursos utilizados (Figura 6.1) podem facilitar a flutuação e o equilíbrio ou, até mesmo, promover resistência para a realização do exercício.

Figura 6.1 – Alguns recursos utilizados na hidroterapia

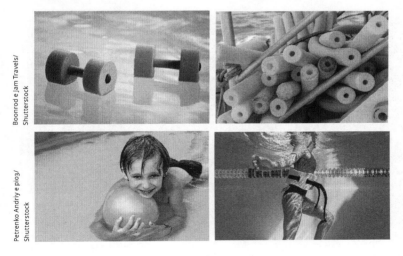

As indicações de hidroterapia são muitas. Como reduz a carga nas articulações, pode ser usada em casos de algias ou mesmo para reduzir o estresse, uma vez que, na água, os pacientes realizam movimentos que muitas vezes não conseguiriam fora da piscina. Isso garante à atividade um caráter lúdico, motivando a realização do exercício, além de resultar em uma sensação de bem-estar.

Ademais, a hidroterapia é aplicada a uma grande variedade de condições, por exemplo: lombalgia; artrite (osteoartrite, artrite psoriática, espondilite anquilosante); reabilitação do ombro (dor persistente e reabilitação pós-operatória); lesões com restrição de peso ou carga; linfedema; edema; fibromialgia; melhora do equilíbrio; dor crônica; esclerose múltipla (EM); mal de Parkinson; gestação.

Figura 6.2 – Hidroterapia

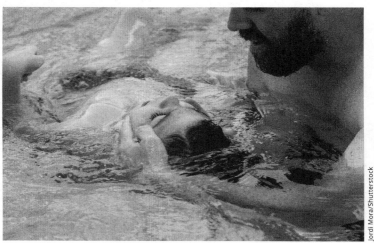

Jordi Mora/Shutterstock

Almassmoum et al. (2018) realizaram um ensaio clínico com 73 pacientes com EM, que foram submetidos a sessões de hidroterapia em uma piscina com temperatura da água de 36 °C. O tratamento teve duração de 20 semanas, e o quadro álgico no grupo tratado diminuiu significativamente em comparação com o grupo controle.

Uma pesquisa sistemática da literatura avaliou o efeito da hidroterapia em pacientes com artrite no quadril e no joelho. Os resultados apontaram diminuição da dor, melhoria na qualidade de vida e capacidade funcional. Ainda, exercícios na água mostraram diminuição da dor em pacientes com lombalgia (Almassmoum et al., 2018).

Estudos realizados em um grupo de idosos apontaram que a hidroterapia contribuiu para uma melhora no desempenho funcional geral, bem como na percepção que eles tinham sobre sua própria saúde e na capacidade de realizar atividades de vida diária (AVDs).

Além disso, o equilíbrio em idosos pode apresentar melhoras com a hidroterapia, pois, na piscina terapêutica, é possível utilizar diferentes recursos. Apesar de se tratar de um meio instável, nela, os movimentos são facilitados.

Lord, Mitchell e Willians (1993) avaliaram a força muscular (FM) do músculo quadríceps e dos músculos dorsiflexores e a oscilação do centro de gravidade em 15 idosos. O protocolo de hidroterapia foi aplicado uma vez por semana, com sessões de uma hora por nove semanas. Foram realizados exercícios para membros superiores (MMSS) e inferiores (MMII) com variação de direção. Os resultados apontaram melhora na oscilação postural e aumento da força nos músculos de MMII avaliados. Suomi e Koceja (2000) também observaram melhora na oscilação postural em um grupo de 17 idosas após três sessões de 45 minutos semanais por seis semanas.

Simmons e Hansen (1996) avaliaram o alcance funcional em quatro grupos de idosos, dos quais cada um realizou um protocolo específico. O protocolo de hidroterapia foi aplicado duas vezes por semana, com sessões de 45 minutos por cinco semanas. Foram comparados os protocolos em pé na piscina, em pé no solo, sentado na piscina e sentado no solo. Os melhores resultados foram para em pé na piscina. Thorpe e Reilly (2000) também observaram melhora no alcance funcional em idosos que realizaram um protocolo de hidroterapia durante dez semanas, com três sessões de 45 minutos por semana.

Os estudos de Rissel (1987) mostraram melhora na realização de AVDs em idosas após dez semanas de sessões de hidroterapia, uma vez por semana, com duração de uma hora cada. A hidroterapia é uma importante ferramenta para o treino de equilíbrio e a melhora da força muscular, somando os benefícios do exercício às propriedades da água em uma piscina terapêutica.

Dalenc et al. (2018) investigaram a eficácia da hidroterapia pós-tratamento de câncer de mama e o impacto na qualidade de vida. Os resultados apontaram que a hidroterapia específica é um cuidado de suporte eficaz nesses casos, repercutindo positivamente para uma melhora na qualidade de vida das pacientes.

Reger et al. (2022) realizaram uma revisão sistemática que incluía a hidroterapia utilizada em pacientes que foram submetidos ao tratamento de câncer. Apontaram que não é possível indicar resultados específicos sobre a eficácia da terapia em água em pessoas com câncer, seus benefícios e riscos. Alguns estudos com nível de evidência moderado mostram efeitos na qualidade de vida e linfedema nos pacientes. No entanto, faltam dados sobre segurança, especialmente para água com temperatura mais alta. Além disso, o efeito benéfico foi demonstrado apenas para treinamento ativo e não para tratamentos passivos. Segundo o estudo, a hidroterapia pode ser uma opção de tratamento adicional para pessoas com câncer para reduzir alguns sintomas e os efeitos adversos da terapia do câncer, como linfedema, função física limitada, fadiga ou dor. Em todos os casos, antes do início das sessões de hidroterapia, é indicado um diálogo com o oncologista sobre riscos e contraindicações, como nos casos em que existam feridas abertas, infecções ou pressão arterial extremamente alta ou baixa.

Volpe et al. (2014) mostraram, em seus estudos, a melhora do equilíbrio em pacientes com Parkinson após a realização de sessões de hidroterapia.

Linhares, Machado e Malachias (2020), em seus estudos, avaliaram 36 gestantes, sendo 12 hipertensas e 24 do grupo controle. A hidroterapia promoveu, em ambos os grupos uma redução significativa na pressão arterial e na frequência cardíaca, mostrando-se importante recurso não farmacológico para prevenir complicações em gestantes. O estudo de Lamezon e Patriota (2005) apontou que a hidroterapia é uma boa opção para gestantes, aliviando o desconforto provocado pelas alterações na postura.

Mortimer, Privopoulos e Kumar (2014) realizaram uma revisão sistemática sobre a eficácia da hidroterapia no tratamento de aspectos sociais e comportamentais de crianças com transtornos do espectro do autismo (TEA). Encontraram evidências de que a hidroterapia pode ser eficaz na melhoria das interações sociais e no comportamento desses indivíduos. Além disso, identificaram que as melhorias nas interações sociais e no comportamento podem ser reforçadas com a participação de familiares ou amigos durante a intervenção de hidroterapia. No entanto, deve-se reconhecer que a base de evidências atual também sofre de importantes questões metodológicas.

Jacques et al. (2010) investigaram, em uma revisão sistemática, a eficácia da hidroterapia em crianças com encefalopatia crônica não progressiva da infância. Os resultados apontaram que havia evidências limitadas dos efeitos da hidroterapia nessa população, sendo necessários mais estudos com indicações específicas para a conduta clínica.

O *watsu* (Figura 6.3) (do inglês *water*, "água", e do japonês 指圧, *shiatsu*) foi descrito pela primeira vez por seu criador, Dull, na década de 1980. Nessa técnica, o terapeuta fica na piscina apoiando o paciente em decúbito dorsal com as mãos, antebraços ou ombros e movendo-o suavemente em sequências de movimentos circulares lentos em padrões específicos. Durante a imersão, a pressão hidrostática age sobre o metabolismo e sobre a respiração.

Figura 6.3 – *Watsu*

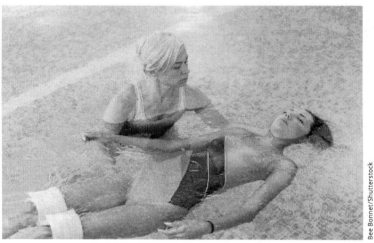

Bee Bonnet/Shutterstock

Nesse método, o impacto da gravidade é bastante reduzido, o que diminui as cargas articulares e permite máxima amplitude de movimento no posicionamento do paciente. A temperatura de 35 °C é recomendada porque possibilita a imersão passiva de cerca de 60 minutos sem riscos induzidos pela temperatura (Schitter et al., 2020).

Estudos apontam efeitos benéficos do *watsu* nos casos de algia (Schitter et al., 2020). Por exemplo, a lombalgia é uma das condições mais comuns que prejudicam a capacidade funcional dos indivíduos em AVDs e no trabalho, bem como sua saúde geral e sua qualidade de vida, sendo a hidroterapia uma opção para o tratamento (Mirmoezzi et al., 2021).

6.2 Indicações de fototerapia

A história do tratamento com luz na fisioterapia está intimamente relacionada à história do tratamento com luz na medicina. O Prêmio Nobel de Medicina de 1903 concedido a Niels Finsen por seu trabalho sobre o uso da luz no tratamento de doenças abriu caminho para a ampliação de estudos nesse campo no século XX (Liebert; Kiat, 2021).

A ação da luz polarizada nas membranas celulares produz efeitos micromorfológicos (King, 1989). O uso da fototerapia propicia melhora na condução nervosa, age sobre a angiogênese e sobre a proliferação celular, contribui para o aumento da síntese de adenosina trifosfato (ATP), RNA (ácido ribonucleico), DNA (ácido desoxirribonucleico) e colágeno, e estimula a produção de fibroblastos (Andreas et al., 2000; Dantas et al., 2011). O tratamento com *laser* mostra, em diversos estudos, bons resultados, apesar de divergências concernentes à dose (Beckerman et al., 1992).

Os comprimentos de onda – *laser* ou LED (*lighter emitter diode*) – variam do espectro visível (vermelho) ao não visível (infravermelho) da luz (Figura 6.4).

Figura 6.4 – Espectro eletromagnético

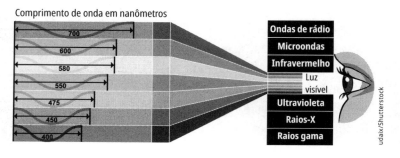

A fotobiomodulação (PBM) (Figura 6.5) é um campo em rápida expansão com aplicações no tratamento de algia musculoesquelética, osteoartrite, condições neurológicas, linfedema relacionado a câncer, e mucosite oral. Atualmente, é considerado tratamento padrão para mucosite oral causada por quimioterapia ou radioterapia. A World Association for Photobiomodulation Therapy (Walt) é referência mundial em pesquisa, educação e aplicações clínicas no campo da fotobiomodulação com *lasers* e outras fontes de luz (Walt, 2023).

Figura 6.5 – Fotobiomodulação (PBM) a *laser*

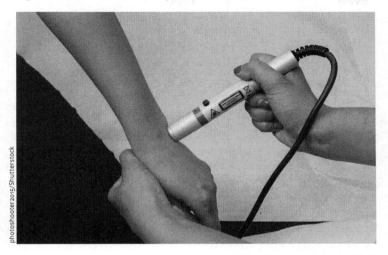

Vários estudos apontam a eficácia da terapia a *laser* na fibromialgia. A maioria deles, utilizou terapia com *laser* de baixa intensidade (LLLT). Nesses casos, os efeitos terapêuticos estão relacionados aos mecanismos hormonais e opioides. Além disso, o *laser* pode regular a liberação local de óxido nítrico, a microcirculação e a estimulação neural periférica, de modo a interromper o ciclo vicioso da dor. Ademais, o LLLT desempenha um papel na reparação tecidual por meio da bioestimulação (Benlidayi, 2020).

Figura 6.6 – Efeitos atribuídos à terapia com *lasers* de baixa intensidade

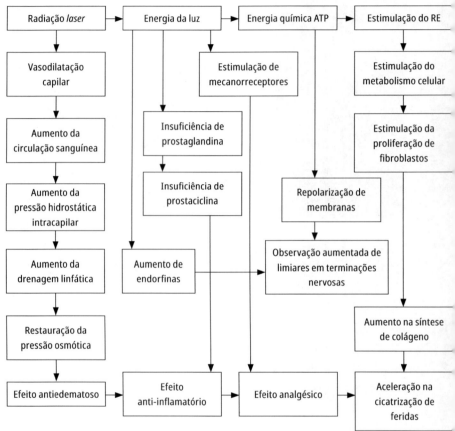

Fonte: Ribeiro et al., 211, p. 946.

Comprometimentos no sistema nervoso central (SNC) – como nos casos de acidente vascular cerebral (AVC), lesão medular, dor neuropática, lesão cerebral traumática (TCE), doenças neurodegenerativas e esclerose múltipla – são complexos e requerem diversos recursos para que o tratamento seja eficiente. O tratamento com PBM induz processos fotobiológicos nas células. Os cromóforos são moléculas fotorreceptoras que podem absorver fótons levando a uma reação fotoquímica.

A PBM acelera o transporte de elétrons e aumenta o potencial de membrana mitocondrial, as sínteses de ATP, NADH e NADPH oxidase, o consumo de oxigênio, a flexibilidade da membrana. Além disso, pode causar a liberação de cálcio das mitocôndrias e alterações no metabolismo dessa substância (Ramezani et al., 2022).

A PBM pode desempenhar um papel importante na recuperação de nervos periféricos devido ao aumento da expressão de proteínas associadas ao crescimento, GAP-43, que regem o desenvolvimento de grandes neurônios. Demonstrou-se que a GAP-43 foi regulada positivamente nos estágios iniciais da regeneração do nervo ciático de ratos desencadeada por PBM. Além disso, no mesmo cenário, a espessura da bainha de mielina foi restaurada após lesões (Ramezani et al., 2022).

A luz usada na PBM tem a capacidade de passar pelo couro cabeludo e pelo osso do crânio. Desse modo, pode ser eficaz para o tratamento de lesões cerebrais, devido a suas propriedades anti-inflamatórias e regenerativas. Além disso, esse tratamento é eficaz para lesões na medula espinal, uma vez que a luz penetra através de vários tecidos, incluindo a própria medula, com efeito positivo na redução de marcadores inflamatórios (Ramezani et al., 2022).

Comprimentos de onda na faixa de 600-700 nm devem ser escolhidos para o tratamento de tecidos superficiais, e comprimentos de onda entre 780 e 950 nm são melhores para tratamento de tecidos mais profundos (Ramezani et al., 2022).

A PBM inibe a apoptose e a inflamação, estimula a angiogênese, aumenta a neurogênese e a sinaptogênese e – após um AVC – pode ser neuroprotetora. Portanto, esse método tem grande potencial para aplicações terapêuticas no sistema nervoso (SN).

Não há relatos de eventos adversos atribuídos diretamente ao uso da PBM. Pode ser um recurso útil para pacientes com distúrbios cerebrais traumáticos, lesões da medula espinal ou lesões de nervos periféricos (Ramezani et al., 2022).

Mosca et al. (2019) investigaram a utilização da PBM para cicatrização de feridas. Os efeitos de cicatrização de feridas de tratamentos com *laser* de baixa dose foram descritos pela primeira vez há mais de 50 anos. Nesse sentido, uma gama de fontes de energia luminosa, de LEDs e *lasers*, tem sido utilizada. No entanto, o estudo em questão aponta a falta de consenso sobre parâmetros de tratamento padronizados, como comprimentos de onda, dose e resultados terapêuticos, impedindo a comparação direta e a recomendação de protocolo clínico. Ainda assim, os dispositivos de luz, sendo não invasivos, econômicos e multifuncionais são uma ferramenta atraente para o tratamento de feridas.

Silva et al. (2018) avaliaram o papel da fototerapia. Os pesquisadores consideraram três eixos: treinamento com exercícios, tratamento exclusivo com *laser* e tratamento combinado contemplando sintomas gerais, dor e qualidade de vida em mulheres com fibromialgia. O estudo contou com a participação de 160 mulheres e analisou o efeito agudo para uma única sessão de fototerapia e o efeito a longo prazo (dez semanas) das intervenções. A aplicação ocorreu em 11 pontos do corpo. Os sintomas da fibromialgia foram avaliados com os instrumentos Fibromialgia Impact Questionnaire (FIQ) e Research Diagnostic Criteria (RDC). Os parâmetros relacionados à qualidade de vida foram avaliados por meio da pesquisa SF-36. Os resultados apontaram que a terapia combinada apresentou os melhores resultados.

Bensadoun et al. (2020) realizaram uma revisão sistemática abordando a segurança e a eficácia da terapia de PBM em pacientes com câncer. Os resultados apontaram que existe um significativo aumento nos estudos que o indicam como seguro e eficaz. No entanto, pesquisas contínuas são recomendadas para acurar a compreensão e fornecer uma maior elucidação das questões restantes sobre o uso da PBM em oncologia.

Existem várias maneiras de aumentar a imunidade, entre elas o uso da terapia com fotobiomodulação, que pode estimular as células imunes a se agrupar no local da lesão e auxiliá-las na sobrevivência mediante uma maior expressão de citocinas anti-inflamatórias e da diminuição pró-inflamatória.

O efeito da PBM deve-se a sua absorção pelos tecidos por meio de fotorreceptores, facilitando, por exemplo, a respiração mitocondrial e o transporte de cálcio – o que resulta em maior proliferação celular significativa –, reparando e regenerando tecidos. Esse tratamento pode auxiliar no processo de recuperação do tecido nervoso, do tecido ósseo, do trato respiratório e de outras lesões envolvidas na reabilitação funcional, favorecendo a recuperação do paciente.

Ademais, a PBM aumenta a imunidade, induzindo efeitos positivos na expressão de imunoglobulinas (IgA, IgM e IgG) e na modulação de inflamações. Portanto, essa técnica pode ser usada para tratar vários patógenos, como doenças infecciosas, bronquite e pneumonia.

O diagrama esquemático [Figura 6.7] ilustra a infecção por covid-19 no corpo humano, seguida pela rápida disseminação de vírus. A resposta imune inata precoce do hospedeiro determina a carga viral na fase aguda. A terapia de fotobiomodulação atua em receptores presentes na mitocôndria com funções celulares específicas, modulando células com déficits funcionais, como células sanguíneas e tecido pulmonar, promovendo a sinalização aos cromóforos, que convertem energia eletromagnética em adenosina trifosfato e então induzem o aumento da atividade dos macrófagos, a modulação dos níveis de hormônios plasmáticos, a diminuição de citocinas pró-inflamatórias, a expressão modulada de IgA, imunoglobulinas IgM e IgG e o aumento da síntese de HbNO. Os resultados são positivos com a síntese de moléculas citotóxicas às membranas microbianas, o que leva à destruição de microrganismos de todos os tipos no sangue e efeito citoprotetor para células humanas. (Matos et al., 2021, tradução nossa)

Figura 6.7 – Diagrama esquemático: infecção por Covid-19 no corpo humano e resposta à PBM

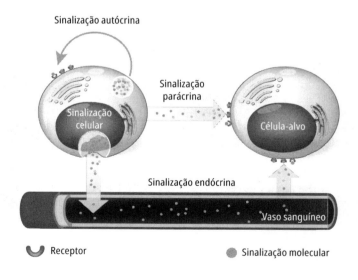

A PBM é uma promissora abordagem para o tratamento da Covid-19, visto que diversos estudos mostram sua eficácia, principalmente, na redução dos níveis de inflamação. Isso pode favorecer o controle da reação exacerbada causada pelo SARS-CoV-2, especialmente, nos pulmões (Matos et al., 2021).

A terapia de PBM com *laser* de baixa potência influencia a liberação de diversos fatores de crescimento envolvidos na formação de células epiteliais, fibroblastos, colágeno e na proliferação vascular. Além disso, o tratamento acelera a síntese da matriz óssea devido ao aumento da vascularização e a uma menor resposta inflamatória, com aumento significativo de osteócitos no osso irradiado e de fatores de crescimento de fibroblastos, estimulando a proliferação de todos os tipos de células envolvidas na cicatrização, tanto *in vitro* quanto *in vivo* (Escudero et al., 2019). Nesse sentido, o estudo de Escudero et al. (2019) apontou que o *laser* e seus efeitos fotobiomoduladores são positivos no processo de reparo e regeneração óssea, apesar de ainda serem necessários estudos complementares para padronizar protocolos.

Recomendações clínicas e científicas para o uso da terapia de PBM no aprimoramento do desempenho de exercícios e na recuperação pós-exercício foram discutidas no estudo de Leal-Junior, Lopes-Martins e Bjordal (2019). Dellagrana et al. (2018) investigaram os efeitos da terapia com PBM em parâmetros fisiológicos na corrida. Em ambos os estudos, o recurso mostrou-se eficaz, mas, como para outras aplicações, são necessárias outras análises para a fixação de parâmetros.

6.3 Indicações de termoterapia

A termoterapia compreende o uso de energia térmica com efeito no tecido superficial ou profundo para induzir uma resposta biológica específica. O aquecimento superficial pode ser induzido por uma banheira de hidromassagem quente, compressas quentes, banhos de parafina[1] ou radiação infravermelha (Figura 6.8). O aquecimento profundo dos tecidos envolve o uso de modalidades como o ultrassom (US), as micro-ondas e as diatermias por ondas curtas.

Figura 6.8 – Infravermelho

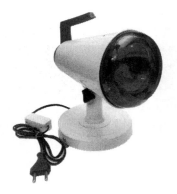

Krproductions/Shutterstock

Os efeitos fisiológicos primários do calor incluem: vasodilatação e aumento do fluxo sanguíneo; aumento da taxa metabólica; relaxamento do espasmo muscular; alívio da dor por meio do mecanismo de controle do portão e isquemia reduzida; e aumento da elasticidade do tecido conjuntivo.

---

1   Esse recurso é cada vez menos utilizado, principalmente por questões de assepsia, pois o terapeuta deve disponibilizar uma grande quantidade de parafina por paciente.

O uso da termoterapia requer alguns cuidados. É importante testar a integridade sensorial dos pacientes e observar a pele quanto ao rubor excessivo, cuidando para não causar queimaduras. Os pacientes não devem deitar em cima de compressas quentes, pois a pressão que comprime os capilares da pele compromete a resposta vasodilatadora normal.

Hammad et al. (2019) compararam a eficácia da mobilização articular combinada com termoterapia com a mobilização articular isolada em pacientes com capsulite adesiva. Os resultados indicaram melhor resultado no grupo que teve a adição de calor.

Baig et al. (2018) investigaram 60 pacientes com dor lombar inespecífica. Os indivíduos foram alocados em dois grupos por meio de amostragem aleatória sistemática. Em um dos grupos, foram realizados exercícios gerais de alongamento; no outro, foi aplicada termoterapia combinada a exercícios gerais de alongamento. A análise pré e pós-tratamento revelou que ambas as intervenções fisioterapêuticas têm efeitos significativos no que atina a alívio da dor e melhora da incapacidade funcional.

A crioterapia é um tratamento não invasivo comumente utilizado em diferentes distúrbios musculoesqueléticos para controlar dor, inflamação e edema. Trata-se de um método barato e fácil, que pode ser utilizado isoladamente ou em associação com outras opções de tratamento disponíveis. Também pode ser utilizada na recuperação pós-exercícios (Kwiecien et.al.,2021).

Vários estudos investigaram os efeitos da imersão em água fria como recurso para diminuir a dor muscular e acelerar a recuperação dos músculos esqueléticos. A terapia com frio pode ser utilizada, ainda, como tratamento temporário analgésico. Além disso, devido a seu efeito anti-inflamatório, a crioterapia pode reduzir o estímulo a vias que causam dano muscular secundário (Kwiecien et.al.,2021).

6.4 Indicações de eletroterapia: ultrassom

Um dos efeitos terapêuticos do US é a cicatrização tecidual. A aplicação em tecidos lesados, entre outros resultados, acelera a taxa de cura e melhora a qualidade do reparo.

Os efeitos terapêuticos do US são geralmente divididos em térmicos e não térmicos. O modo térmico é mais eficaz no aquecimento dos tecidos colagenosos densos e exige uma intensidade relativamente alta, de preferência continuamente. Nesse caso, os efeitos envolvem a oscilação de partículas, promovendo aumento do metabolismo e da cicatrização. Além disso, o método diminui a dor e o espasmo, acresce a extensibilidade do colágeno, reduz a rigidez articular e melhora a vascularização local.

Figura 6.9 – Uso do US para analgesia

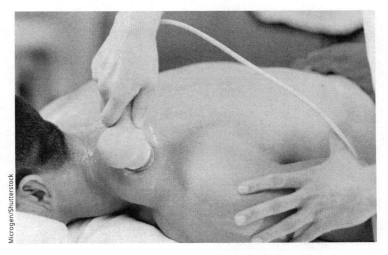

O US contínuo produz efeito térmico dominante, e o US pulsado apresenta efeito mecânico dominante. Este é mais indicado na fase aguda, quando não há necessidade de efeitos térmicos ou quando há necessidade de regeneração de tecido.

A micromassagem ocorre porque a onda sonora que viaja através do meio faz as moléculas vibrarem, afetando a mobilidade dos tecidos.

O US não deve ser utilizado sobre olhos, gônadas, útero gravídico, medula espinal, marca-passo, tromboflebite e outros. Ciclos menores, como os de 5% e 10%, são recomendados para quadros mais agudos; já ciclos de 20% a 50% são indicados para casos subagudos (menos efeito térmico). Wu et al. (2019) demonstraram, em seus estudos, que o US é um tratamento seguro para aliviar a dor e melhorar a função física em pacientes com osteoartrite de joelho.

A dosimetria do US deve estar relacionada ao tamanho da área a ser tratada, da profundidade do tecido lesionado a partir da superfície e da natureza da lesão.

A Figura 6.10 contém informações importantes que devem ser consideradas para o tratamento.

Figura 6.10 – Efeitos do US contínuo e pulsado

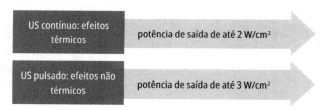

Com relação à dose, observe o Quadro 6.1.

Quadro 6.1 – Dose do US conforme a fase

Fase aguda ou inflamatória	menor que 0.3W/cm^2
Fase subaguda ou proliferativa	entre 0,3 e 0,7 W/cm^2
Fase crônica ou de remodelação	entre 0,8 e 1,2 W/cm^2

Fonte: Elaborado com base em Hoogland, 1986.

Importante!

Deve-se considerar a atenuação da energia emitida, conforme o ponto-alvo. Para clarificar isso, convém lembrar a teoria da hemirredução da energia ultrassônica, segundo a qual, para cada centímetro de profundidade, a dose é atenuada em 50%, de acordo com a fórmula d/2. Se o ponto fica a 1 cm da superfície e a dose é de 0,2 W, o equipamento deve ser programado a 0,4 W.

O cálculo do tempo de aplicação obedece à fórmula: Área da lesão/ERA – indicado no manual do equipamento.

Para saber mais

Nos vídeos indicados a seguir, são apresentadas diferentes aplicações do ultrassom na fisioterapia:

ULTRASSOM na fisioterapia [parte 1] – videoaula completa.
Canal de Fisioterapia para Concursos. Disponível em: <https://www.youtube.com/watch?v=CQF-9z37zJU>. Acesso em: 4 jul. 2023.

ULTRASSOM na fisioterapia [parte 2] – videoaula completa.
Canal de Fisioterapia para Concursos. Disponível em: <https://www.youtube.com/watch?v=K 16TKfhtY>. Acesso em: 4 jul. 2023.

VEJA mais sobre ultrassom fisioterapia. Canal de Prof. Cleber Luz | Eletroterapia. Disponível em: <https://www.youtube.com/watch?v=wzbNBDQ6gPY>. Acesso em: 4 jul. 2023.

6.5 Indicações de eletroterapia

Existem diversas correntes que podem ser utilizadas como recurso terapêutico, cada uma com indicações e contraindicações específicas. Elas podem provocar efeitos térmicos, mecânicos, com a produção de contração muscular, analgesia e efeitos anti-inflamatórios.

6.5.1 Corrente galvânica

A corrente galvânica é uma corrente de baixa frequência, polarizada, contínua ou direta. Pode ser utilizada para analgesia, eletroendosmose e iontoforese. Deve ser empregado eletrodo de metal com esponja vegetal molhada. No que respeita à analgesia, não está entre as mais utilizadas, pois existem outras correntes que oferecem bom resultado com menor risco.

Eletroendosmose

Eletroendosmose é o fenômeno por meio do qual ocorre a migração de líquidos de um ponto a outro nos tecidos orgânicos, com a utilização da corrente galvânica, facilitando a drenagem de edemas. O eletrodo positivo deve estar sobre o edema e o negativo no ponto para o qual será deslocado o excesso de líquidos, seguindo a lógica da drenagem.

Iontoforese

Iontoforese é a introdução de princípios ativos nos tecidos, através da pele, com a utilização da corrente galvânica.

6.5.2 Corrente farádica

A corrente farádica é uma corrente de baixa frequência, com um sinal retangular, ou trapezoide. É indicada para estimular a contração muscular em grupos musculares pequenos ou superficiais. Pode-se utilizar tanto o eletrodo de silicone quanto os autoadesivos, que devem ser colocados nos pontos motores. A estimulação dura de 15 a 20 minutos, conforme a intensidade utilizada.

6.5.3 Correntes diadinâmicas de Bernard

A terapia diadinâmica é outro exemplo que utiliza uma corrente de baixa frequência senoidal monofásica. Foi desenvolvida na década de 1950, por Bernard, um dentista francês. Por isso, é conhecida também como *corrente de Bernard*.

Existem quatro correntes diferentes disponíveis para a corrente diadinâmica, detalhadas na sequência.

Corrente difásica (DF)

- Corrente alternada de onda completa.
- Tem forte efeito analgésico de curta duração.
- Indicada para analgesia em caso de dor com espasmo muscular.

Corrente monofásica

- Corrente alternada de meia onda.
- Estimula a contração muscular.
- Indicada para analgesia em caso de dor sem espasmo muscular.

Corrente curto período

- Fase igual de DF e MF alternando sem intervalo.
- Estimula a circulação e a analgesia.
- Indicada para dor traumática.

Corrente longo período

- Dez segundos MF seguidos por cinco segundos DF em que a intensidade e a frequência aumentam e depois diminuem.
- Efeito analgésico de longa duração.
- Indicada para mialgia e neuralgia.

6.5.4 Microcorrentes

Acredita-se que a estimulação neuromuscular elétrica por microcorrente altera o fluxo sanguíneo, aumentando a perfusão sanguínea cutânea, com vasodilatação e hiperemia (Piras et al., 2021). Trata-se de uma corrente polarizada que utiliza baixíssima amperagem, sendo subsensorial e benéfica em tecidos lesados. Entre suas indicações, figuram: cicatrizes; tratamento pós-operatório; rejuvenescimento; flacidez tissular; recuperação de queimaduras; estrias; e pós-peeling – como cicatrizante e anti-inflamatório.

6.5.5 Estimulação elétrica nervosa transcutânea

A estimulação elétrica nervosa transcutânea (Tens) é uma corrente pulsada, bifásica, com duração de pulso entre 50 e 500 µs e frequências de pulso entre 1 e 200 pulsos por segundo (pps). É indicada para os seguintes casos: alívio de dor aguda;

pós-operatório; dismenorreia; lombalgia; artrite reumatoide; osteoatrose; dor muscular, miofascial; dor pós-exercício; dor neuropática; efeitos estimulantes neuromusculares (incontinência urinária e fecal); e cicatrização de feridas.

Além disso, a Tens pode ser usada no tratamento da fibromialgia, uma tarefa desafiadora para os profissionais da saúde. Com suas características multifacetadas, a fibromialgia requer uma estratégia de gerenciamento abrangente com foco nas opções de tratamento farmacológico e não farmacológico. Nas últimas décadas, multiplicaram-se as evidências sobre o papel da eletroterapia no tratamento dessa condição, especialmente no manejo da dor (Benlidayi, 2020). Isso porque as aplicações da Tens estão relacionadas à liberação de opioides no SNC. Esse mecanismo de ação é de extrema importância. A corrente pode ativar mecanismos inibitórios endógenos da dor e reduzir a excitabilidade central.

6.5.6 Estimulação elétrica funcional

A estimulação elétrica funcional (FES) é uma corrente capaz de produzir contrações musculares com objetivos funcionais. A FES provoca a contração de músculos paralisados ou enfraquecidos decorrente de lesão do neurônio motor, como em casos de acidente vascular encefálico (AVE), TCE, paralisia cerebral e lesão medular. Trata-se de uma corrente excitomotora de baixa frequência (10 a 1.000 Hz).

A FES é bastante indicada para o acionamento de neuropróteses funcionais, isto é, órteses que utilizam a contração muscular para obtenção de funções e movimentos articulares em pacientes com lesões no SNC.

6.5.7 Corrente interferencial vetorial

A corrente interferencial vetorial é composta de duas correntes sinusoidais de média frequência (2.000 ou 4.000 Hz), moduladas em baixa frequência, aplicadas a um trem contínuo, que se alternam e, por isso, conseguem atingir tecidos mais profundos de forma mais agradável. Dois pares de eletrodos são posicionados de modo que as correntes se cruzem. Apresenta eficiência profunda de estimulação.

Os efeitos diferem com relação às frequências:

- **1.400 Hz**: analgésico, reduz edema, ação anti-inflamatória, acelera cicatrização tecidual, aumenta a microcirculação, o metabolismo e a permeabilidade da membrana.
- **2.000 Hz**: relaxante, tonificante, reduz edema.

O tempo de aplicação é variado: para fase aguda, até 30 minutos; para fases subaguda e crônica, 15 minutos de aplicação; e com varredura, tempo 20% maior.

6.5.8 Corrente russa

Corrente de média frequência (2.500 Hz) usada para prover maior ganho de força muscular que aquela obtida através da contração muscular voluntária. Trabalha na frequência portadora de 2.500 Hz, indicada para possibilitar o aumento da força muscular.

> **Para saber mais**
>
> Assista aos vídeos a seguir para aprofundar seus conhecimentos acerca da eletroterapia:

APLICAÇÃO clínica da eletroestimulação – corrente russa. Canal de Prof. Joao Barboza – Fisioterapeuta. Disponível em: <https://www.youtube.com/watch?v=08wKlh59jw8&t=5s>. Acesso em: 4 jul. 2023.

APLICAÇÃO clínica da eletroestimulação – FES. Canal de Prof. Joao Barboza – Fisioterapeuta. Disponível em: <https://www.youtube.com/watch?v=iHUcxSjfyEQ>. Acesso em: 4 jul. 2023.

APLICAÇÃO clínica da eletroanalgesia – Tens. Canal de Prof. Joao Barboza – Fisioterapeuta. Disponível em: <https://www.youtube.com/watch?v=lBKm6VPEK5c>. Acesso em: 4 jul. 2023.

APLICAÇÃO clínica da iontoforese – corrente galvânica. Canal de Prof. Joao Barboza – Fisioterapeuta. Disponível em: <https://www.youtube.com/watch?v=nMJJFcaZsqQ>. Acesso em: 4 jul. 2023.

AULA live #09 – como funciona a corrente galvânica?. Canal de Prof. Cleber Luz | Eletroterapia. Disponível em: <https://www.youtube.com/watch?v=ViOryc04-ag>. Acesso em: 4 jul. 2023.

CORRENTES diadinâmicas. Canal de Prof. Cleber Luz | Eletroterapia. Disponível em: <https://www.youtube.com/watch?v=MpBeeaTcfLY>. Acesso em: 4 jul. 2023.

VEJA como funciona eletroterapia entendendo os seus parâmetros. Canal de Prof. Cleber Luz | Eletroterapia. Disponível em: <https://www.youtube.com/watch?v=qyujolk5HoE>. Acesso em: 4 jul. 2023.

VOCÊ sabe a diferença entre corrente alternada e corrente farádica? Canal de Sinais e Sistemas – Prof. Naasson Alcantara Jr. Disponível em: <https://www.youtube.com/watch?v=A-FbtF7kYfw>. Acesso em: 4 jul. 2023.

Síntese

A palavra *hidroterapia* significa "tratamento com água". Essa técnica pode promover efeitos fisiológicos nos sistemas circulatório, respiratório, musculoesquelético, nervoso e renal.

A fotobiomodulação (PBM) é um campo em rápida expansão com aplicações no tratamento de algia musculoesquelética, osteoartrite, condições neurológicas, linfedema relacionado ao câncer e mucosite oral.

A termoterapia compreende o uso de energia térmica com efeito no tecido superficial ou profundo para induzir uma resposta biológica específica. O aquecimento superficial pode ser induzido por uma banheira de hidromassagem quente, compressas quentes, banhos de parafina ou radiação infravermelha.

Os efeitos terapêuticos do ultrassom (US) são geralmente divididos em térmicos e não térmicos. O US contínuo produz efeito térmico dominante, e o US pulsado produz efeito mecânico dominante.

Existem diversas correntes que podem ser utilizadas como recurso terapêutico, cada uma com indicações e contraindicações específicas. Elas podem provocar efeitos térmicos, mecânicos, com a produção de contração muscular, analgesia e efeitos anti-inflamatórios.

Com base nas informações estudadas neste capítulo, torna-se possível compreender os conceitos básicos de diferentes recursos que o fisioterapeuta pode utilizar para otimizar os resultados com seus pacientes.

Questões para revisão

Nas Questões 1 a 3, assinale a alternativa que apresenta a palavra que completa corretamente as lacunas das sentenças.

1. A _____ utiliza a água para manter a saúde, prevenir ou tratar diferentes tipos de comprometimento, com temperatura adequada e oferecendo resistência. Esse recurso estimula as terminações nervosas, os vasos sanguíneos e o metabolismo.
   a) hidroterapia
   b) fototerapia
   c) eletroterapia
   d) adioterapia

2. A _____ é uma corrente de baixa frequência, polarizada, contínua ou direta. Pode ser utilizada para analgesia, eletroendosmose e iontoforese. Deve ser empregado eletrodo de metal com esponja vegetal molhada. No que respeita à analgesia, não está entre as mais utilizadas, pois existem outras correntes que oferecem bom resultado com menor risco.
   a) FES
   b) Tens
   c) corrente galvânica
   d) diadinâmica

3. _____ é o fenômeno por meio do qual ocorre a migração de líquidos de um ponto a outro nos tecidos orgânicos, com a utilização da corrente galvânica, facilitando a drenagem de edemas. O eletrodo positivo deve estar sobre o edema e o negativo no ponto para o qual será deslocado o excesso de líquidos, seguindo a lógica da drenagem.
   a) Iontoforese
   b) Drenagem linfática
   c) Eletroendosmose
   d) Capilarização

4. Qual das alternativas apresenta asserções verdadeiras sobre o ultrassom?

   a) O US pulsado produz efeito térmico dominante, e o US contínuo apresenta efeito mecânico dominante. Este é mais indicado na fase aguda, quando não há necessidade de efeitos térmicos ou quando há necessidade de regeneração de tecido.

   b) O US pode ser utilizado sobre olhos, gônadas, medula espinal e marca-passo.

   c) O US contínuo produz efeito térmico dominante, e o US pulsado apresenta efeito mecânico dominante. Este é mais indicado na fase aguda, quando não há necessidade de efeitos térmicos ou quando há necessidade de regeneração de tecido.

   d) O US pode ser utilizado sobre olhos, gônadas e útero gravídico.

5. Qual das alternativas apresenta asserções verdadeiras sobre sobre a corrente FES?

   a) A FES é uma corrente capaz de produzir calor, mas não é capaz de produzir contrações musculares com objetivos funcionais.

   b) A FES provoca a contração de músculos paralisados ou enfraquecidos decorrente de lesão do neurônio motor, como em casos de AVE, TCE, paralisia cerebral e lesão medular.

   c) Trata-se de uma corrente excitomotora de alta frequência (acima de 10.000 Hz).

   d) É uma corrente de baixa frequência, polarizada, contínua ou direta. Pode ser utilizada para analgesia, eletroendosmose e iontoforese. Deve ser empregado eletrodo de metal com esponja vegetal molhada.

Questões para reflexão

1. A World Association for Photobiomodulation Therapy (Walt) é referência mundial para a fotobiomodulação. Pesquise quais são as recomendações da Walt para a utilização do *laser*, sempre refletindo sobre os diferentes comprometimentos/indicações.

2. A hidroterapia pode ser utilizada para diferentes finalidades. Você já refletiu sobre as vantagens da hidroterapia para gestantes? Nesse caso, quais são os cuidados necessários?

Figura A – Hidroterapia para gestantes

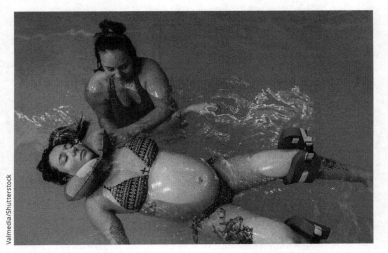

3. A corrente TENS é muito utilizada para analgesia. Você já ouviu falar sobre a teoria das comportas da dor? Pesquise mais sobre o assunto e converse a esse respeito com seus colegas.

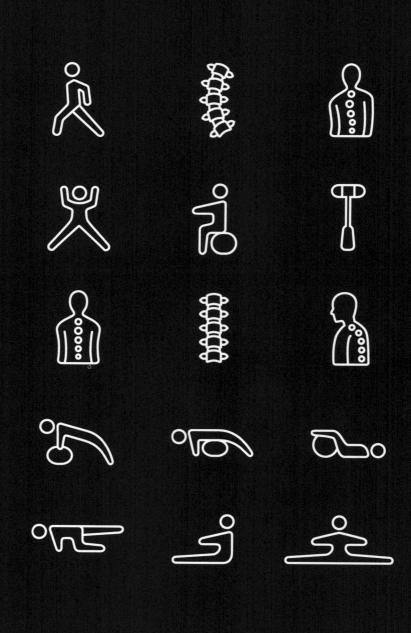

Considerações finais

Ao longo deste livro, ficou explícito que os sistemas do corpo humano estão interligados, de modo que a compreensão sobre o funcionamento de um deles, depende de uma visão total do organismo. Por exemplo, as estruturas que compõem o sistema musculoesquelético e o sistema nervoso têm tanto funções individuais quanto interdependentes.

Esse fato influencia o atendimento fisioterapêutico, uma vez que o profissional precisa ter em mente as diferentes correlações entre as partes atingidas por lesões e danos. Portanto, é fundamental compreender a fundo o funcionamento normal dos sistemas e suas estruturas, para analisar com precisão eventuais disfunções e seu desenvolvimento.

Descrevemos aqui as principais disfunções na coluna cervical, bem como alterações que envolvem a cintura escapular e os membros superiores. Nesse momento, abordamos as afecções mais recorrentes, relacionando o processo fisiológico ao desenvolvimento e a instalação de disfunções do movimento.

Na sequência, demonstramos que a avaliação é uma etapa imprescindível para que o fisioterapeuta formule hipóteses sobre a condição do paciente. Na anamnese, o profissional busca conhecer mais detalhes sobre a queixa principal, a história da doença atual, a história da doença pregressa, os antecedentes pessoais e os hábitos de vida do paciente, o histórico familiar e o uso de medicamentos. Nessa etapa, os sinais vitais devem ser averiguados, por fornecerem informações relevantes.

Ademais, tratamos da goniometria, dos testes adimensionais de encurtamento, do teste manual de força e de alguns testes neurológicos. É fundamental conhecer os parâmetros de avaliação a fim de averiguar a necessidade de exercícios e posições compensatórias no processo de reabilitação.

Por fim, abordamos diferentes recursos que o fisioterapeuta pode utilizar para otimizar os resultados de seus atendimentos, como a hidroterapia, a fotobiomodulação (PBM), a termoterapia e a eletroterapia.

Referências

ALBUQUERQUE, A. B. et al. Manifestações clínicas da hérnia discal cervical. **Acta Médica**, Porto Alegre, v. 34, n. 7, 2013. Disponível em: <https://docs.bvsalud.org/biblioref/2018/03/880744/manifestacoes-clinicas-da-hernia-discal-cervical.pdf>. Acesso em: 28 jun. 2023.

ALMASSMOUM, S. M. al. Current clinical status of hydrotherapy; an evidence based retrospective six-years (2012-2017) systemic review. **Bali Medical Journal**, v. 7, n. 3, p. 578-586, 2018. Disponível em: <https://www.balimedicaljournal.org/index.php/bmj/article/download/1159/pdf>. Acesso em: 4 jul. 2023.

ALMEIDA, J. K. L. et al. Impacto de um protocolo de terapia manual osteopática sobre a mecânica respiratória de pacientes sob ventilação mecânica. **Revista Inspirar Movimento & Saúde**, v. 21, n. 2, p. 578-586, abr./jun. 2021. Disponível em: <https://profisio.com.br/wp-content/uploads/2022/04/2artigo-IMPACTO-DE-UM-PROTOCOLO-935-2020.pdf>. Acesso em: 4 jul. 2023.

ANDRADE, D. F. (Org.). **Tópicos em ciências da saúde**. Belo Horizonte: Poisson, 2019. v. 11.

ANDRADE, R. P. de; CORREA FILHO, M. R. C.; QUEIROZ, B. de C. Lesões do manguito rotador. **Revista Brasileira de Ortopedia**, p. 621-636, nov./dez. 2004. Disponível em: <https://www.rbo.org.br/detalhes/26/pt-BR/lesoes-do-manguito-rotador>. Acesso em: 28 jun. 2023.

ANDREAS, S. et al. Low-Intensitylaser Therapy: a Review. **Journal of Investigative Medicine**, 2000.

ARAÚJO, A. P. B. et al. A reeducação postural global como método terapêutico para o tratamento de escoliose: revisão de literatura. **Brazilian Journal of Development**, Curitiba, v. 8, n. 7, p. 51303-51311, jul. 2022. Disponível em: <https://ojs.brazilianjournals.com.br/ojs/index.php/BRJD/article/view/50279/pdf>. Acesso em: 28 jun. 2023.

ARAÚJO, A. P. S.; BORGES, R. E. Eficácia das técnicas de terapia manual aplicadas no tratamento da síndrome do túnel do carpo: revisão de literatura. **Revista Uningá**, v. 25, n. 1, 2010. Disponível em: <https://revista.uninga.br/uninga/article/view/905/576>. Acesso em: 4 jul. 2023.

ARAUJO, J. L. V. et al. Manejo das neoplasias metastáticas da coluna vertebral: uma atualização. **Revista do Colégio Brasileiro de Cirurgiões**, v. 40, n. 6, p. 508-514, 2013. Disponível em: <https://www.scielo.br/j/rcbc/a/XxPptW84Q7gNd77r4fhj8Rb/?format=pdf&lang=pt>. Acesso em: 4 jul. 2023.

ASIA – American Spinal Injury Association. **International Standards for Neurological Classification of SCI (ISNCSCI) Worksheet**. 2020. Disponível em: <https://asia-spinalinjury.org/wp-content/uploads/2020/10/International-Standards-Worksheet-Spanish-Final-10_12_2020.pdf>. Acesso em: 4 jul. 2023.

ASSUNÇÃO, J. H. et al. Fatores preditivos para marcha na fratura transtrocanteriana do fêmur. **Acta Ortopédica Brasileira**, v. 17, n. 1, p. 35-39, 2009. Disponível em: <https://www.scielo.br/j/aob/a/DD4Q8yTwKypJWWGpQYGqkfn/?format=pdf&lang=pt>. Acesso em: 29 jun. 2023.

BAIG, A. A. M. et al. Role of Posterior-Anterior Vertebral Mobilization Versus Thermotherapy in non Specific Lower Back Pain. **Pakistan Journal of Medical Sciences**, v. 34, n. 2, p. 435-438, Mar./Apr. 2018. Disponível em: <https://www.ncbi.nlm.nih.gov/pmc/articles/PMC5954393/pdf/PJMS-34-435.pdf>. Acesso em: 4 jul. 2023.

BAPTISTA, I. C. et al. Efeitos da crioterapia e cinesioterapia na amplitude de movimento de punho de pacientes hemiparéticos espásticos. **Revista Univap**, v. 27, n. 53, 2021. Disponível em: <https://revista.univap.br/index.php/revistaunivap/article/view/2539/1634>. Acesso em: 4 jul. 2023.

BARBIERI, C. H. et al. Fraturas da escápula. **Revista Brasileira de Ortopedia**, v. 36, n. 7, p. 245-254, 2001. Disponível em: <https://cdn.publisher.gn1.link/rbo.org.br/pdf/36-6/2001_jul_04.pdf>. Acesso em: 28 jun. 2021.

BARBOSA, L. F. B. **Benefícios da terapia manual associada à cinesioterapia em indivíduos com dor lombar**. Salavador: Unirb, 2022.

BECKERMAN, H. et al. The Efficacy of Laser Therapy for Musculoskeletal and Skin Disorders: A Criteria-Based Meta-Analysis of Randomized Clinical Trials. **Physical Therapy**, v. 72, n. 7, p. 483-491, 1992.

BENLIDAYI, I. C. The Effectiveness and Safety of Electrotherapy in the Management of Fibromyalgia. **Rheumatology international**, v. 40, n. 10, p. 1571-1580, 2020.

BENSADOUN, R.-J. et al. Safety and Efficacy of Photobiomodulation Therapy in Oncology: a Systematic Review. **Cancer Medicine**, v. 9, n. 22, p. 8279-8300, 2020. Disponível em: <https://onlinelibrary.wiley.com/doi/epdf/10.1002/cam4.3582>. Acesso em: 4 jul. 2023.

BOBSIN, E. T. et al. Confiabilidade de um aplicativo de goniometria para dispositivo móvel (Android): Goniôapp. **Acta Fisiátrica**, v. 26, n. 1, p. 1-5, 2019. Disponível em: <https://www.revistas.usp.br/actafisiatrica/article/view/163302/159085>. Acesso em: 4 jul. 2023.

BRANDT, R. A.; WAJCHENBERG, M. Estenose do canal vertebral cervical e lombar. **Einstein**, v. 6, p. S29-S32, 2008. Disponível em: <https://apps.einstein.br/revista/arquivos/PDF/911-Einstein%20Suplemento%20v6n1%20pS29-32.pdf>. Acesso em: 29 jun. 2023.

BRASIL NETO, J. P.; TAKAYANAGUI, O. M. **Tratado de neurologia da Academia Brasileira de Neurologia**. Rio de Janeiro: Guanabara Koogan, 2013.

CALAIS-GERMAIN, B. **Anatomia para o movimento**. Barueri: Manole, 2002. v. 1: Introdução à análise das técnicas corporais.

CAMANHO, G. L. Tratamento da osteoartrose do joelho. **Revista Brasileira de Ortopedia**, v. 36, n. 5, p. 135-140, maio 2001. Disponível em: <https://cdn.publisher.gn1.link/rbo.org.br/pdf/36-4/2001_mai_09.pdf>. Acesso em: 29 jun. 2023.

CARICCHIO, M. B. M. Tratar brincando: o lúdico como recurso da fisioterapia pediátrica no Brasil. **Revista Eletrônica Atualiza Saúde**, Salvador, v. 6, n. 6, p. 43-57, jul./dez. 2017. Disponível em: <https://atualizarevista.com.br/wp-content/uploads/2022/05/ratar-brincando-o-ludico-como-recurso-da-fisioterapia-pediatrica-no-brasil-v-6-n-6-1.pdf>. Acesso em: 4 jul. 2023.

CASASA, L. L. et al. Cinesioterapia na fase de pré-protetização de membros inferiores: uma revisão bibliográfica. **Arquivos do Mudi**, v. 25, n. 1, p. 66-72, 2021. Disponível em: <https://periodicos.uem.br/ojs/index.php/ArqMudi/article/view/58669/751375151932>. Acesso em: 4 jul. 2023.

CECHETTI, F. et al. **Guia prático aplicado à fisioterapia aquática**. Porto Alegre: Ed. da UFCSPA, 2019.

CESCA, D. et al. Prevalência de subluxações cervicais e torácicas com relação ao membro dominante superior em atletas amadores de voleibol. **Salusvita**, Bauru, v. 33, n. 2, p. 135-167, 2014. Disponível em: <https://secure.unisagrado.edu.br/static/biblioteca/salusvita/salusvita_v33_n2_2014_art_01.pdf>. Aceso em: 28 jun. 2023.

CHAITOW, L. **Terapia manual para disfunção fascial**. Porto Alegre: Artmed, 2017.

CHAMMAS, M. et al. Síndrome do túnel do carpo: parte I (anatomia, fisiologia, etiologia e diagnóstico). **Revista Brasileira de Ortopedia**, v. 49, n. 5, p. 429-436, 2014. Disponível em: <https://www.scielo.br/j/rbort/a/Cs3XX8SgNf7sBtqhSkXRxgC/?format=pdf&lang=pt>. Acesso em: 4 jul. 2023.

CHARALAMBOUS, C. P. Interrater reliability of a modified Ashworth scale of muscle spasticity. In: BANASZKIEWICZ, P. A.; KADER, D. F. (Ed.) **Classic papers in orthopaedics**. Londres: Springer, 2014. p. 415-417.

CHUEIRE, A. G. et al. Fraturas do anel pélvico: estudo epidemiológico. **Acta Ortopédica Brasileira**, v. 12, n. 1, p. 5-11, jan./mar. 2004. Disponível em: <https://www.scielo.br/j/aob/a/Q7F6jyKhxV5H6bKxGvmfTWk/?format=pdf&lang=pt>. Acesso em: 29 jun. 2023.

CLEBIS, N. K.; NATALI, M. R. M. Lesões musculares provocadas por exercícios excêntricos. **Revista Brasileira Ciência e Movimento**, Brasília, v. 48, n. 9, p. 47-53, out. 2001. Disponível em: <https://portalrevistas.ucb.br/index.php/rbcm/article/view/405>. Acesso em: 29 jun. 2023.

COFFITO – Conselho Federal de Fisioterapia e Terapia Ocupacional. Acórdão n. 38, de 26 de junho de 2015. **Diário Oficial da União**, Brasília, DF, 9 jul. 2015. Disponível em: <https://www.coffito.gov.br/nsite/?p=3331>. Acesso em: 3 jul. 2023.

BRASIL. Conselho Federal de Fisioterapia e Terapia Ocupacional. Resolução n. 414, de 19 de maio de 2012. **Diário Oficial da União**, Brasília, 23 maio 2012. Disponível em: <https://www.coffito.gov.br/nsite/?p=1727>. Acesso em: 3 jul. 2023.

COHEN, M. et al. Tendinopatia patelar. **Revista Brasileira de Ortopedia**, v. 43, n. 8, p. 309-318, 2008. Disponível em: <https://cdn.publisher.gn1.link/rbo.org.br/pdf/43-7/ago_2008_01.pdf>. Acesso em: 4 jul. 2023.

COHEN, M.; MOTTA FILHO, G. da R. Epicondilite lateral do cotovelo. **Revista Brasileira de Ortopedia**, v. 47, n. 4, p. 414-420, 2012. Disponível em: <https://cdn.publisher.gn1.link/rbo.org.br/pdf/47-4/artigo_de_atualizacao_10_16.pdf>. Acesso em: 28 jun. 2023.

COSTA, B. dos S. et al. Eficácia terapêutica da cinesioterapia pélvica em mulheres com incontinência urinária de esforço: uma revisão integrativa. **Research, Society and Development**, v. 11, n. 5, p. e51611528647-e51611528647, 2022. Disponível em: <https://www.researchgate.net/publication/360017884_Eficacia_terapeutica_da_cinesioterapia_pelvica_em_mulheres_com_incontinencia_urinaria_de_esforco_-_Uma_revisao_integrativa/fulltext/637fc1c348124c2bc666f58d/Eficacia-terapeutica-da-cinesioterapia-pelvica-em-mulheres-com-incontinencia-urinaria-de-esforco-Uma-revisao-integrativa.pdf>. Acesso em: 4 jul. 2023.

COSTA, E. C. et al. Atuação do fisioterapeuta no lúpus eritematoso sistêmico. **Diálogos em Saúde**, v. 2, n. 2, p. 15-22, jul./dez. 2019. Disponível em: <https://periodicos.iesp.edu.br/index.php/dialogosemsaude/article/view/366/280>. Acesso em: 4 jul. 2023.

D'ELIA, C. O. et al. Alterações degenerativas dos meniscos na osteoartrose de joelho: estudo anatomopatológico. **Revista Brasileira de Ortopedia**, v. 40, n. 9, p. 525-533, set. 2005. Disponível em: <https://cdn.publisher.gn1.link/rbo.org.br/pdf/40-8/2005_set_01.pdf>. Acesso em: 29 jun. 2023.

DALENC, F. et al. Efficacy of a Global Supportive Skin Care Programme with Hydrotherapy after Non-Metastatic Breast Cancer Treatment: a Randomised, Controlled Study. **European Journal of Cancer Care**, v. 27, n. 1, p. e12735, 2018.

DANI, W. S.; AZEVEDO, E. Bursite trocantérica. **Revista Brasileira de Medicina**, v. 7, n. 1, p. 2-5, 2006.

DANTAS, E. M. et al. Efeito Antiálgico do Laser AsGaAl na Punção Anestésica. **Revista de Cirurgia e Traumatologia Buco-Maxilo-Facial**, Camaragibe, v. 11, n. 2, p. 75-82, abr./jun. 2011. Disponível em: <http://revodonto.bvsalud.org/pdf/rctbmf/v11n2/a10v11n2.pdf>. Acesso em: 4 jul. 2023.

DAVIS, C. M. **Fisioterapia e reabilitação**: terapias complementares. Rio de Janeiro: Guanabara Koogan, 2006.

DEFINO, H. L. A. et al. Tratamento das luxações traumáticas da coluna cervical por meio da abordagem anterior. **Acta Ortopédica Brasileira**, v. 15, p. 30-34, 2007. Disponível em: <https://www.scielo.br/j/aob/a/LSrMTwBG69CWPQZC9p4rwZR/?lang=pt&format=pdf>. Acesso em: 4 jul. 2023.

DEFINO, H. L. A. Lesões traumáticas da coluna cervical alta. **Revista Brasileira de Ortopedia**, v. 37, n. 4, p. 99-107, 2002. Disponível em: <https://cdn.publisher.gn1.link/rbo.org.br/pdf/37-3/2002_abr_15.pdf>. Acesso em: 31 jan. 2021.

DELLAGRANA, Rodolfo André. **Efeitos da terapia com fotobiomodulação em parâmetros fisiológicos, eletromiográficos e de desempenho na corrida**. 2018. 143 f. Tese (Doutorado em Educação Física) – Universidade Federal de Santa Catarina, Santa Catarina, 2018. Disponível em: <https://repositorio.ufsc.br/bitstream/handle/123456789/189931/PGEF0488-T.pdf?sequence=-1&isAllowed=y>. Acesso em: 4 jul. 2023.

DIAS, T. Z. G. **Cinesiologia, biomecânica e robótica**. Curitiba: Contentus, 2021.

DIOGO, D. P. et al. Diferentes intensidades do estiramento muscular sobre a resistência de força de jovens ativos. **Revista Brasileira Ciência e Movimento**, v. 22, n. 4, p. 156-161, 2014. Disponível em: <https://portalrevistas.ucb.br/index.php/RBCM/article/view/4966>. Acesso em: 29 jun. 2023.

DOMENICO, G. **Técnicas de massagem de Beard**: princípios e prática de manipulação de tecidos moles. Rio de Janeiro: Elsevier, 2008.

DUTTON, M. **Fisioterapia ortopédica**: exame, avaliação e intervenção. Porto Alegre: Artmed, 2009.

EDUARDO, F. M. C.; DIAS, E. F.; BERNARDELLI, R. S. Efeito subagudo dos ajustes quiropráticos de sacro e ilíacos na lombalgia mecânica degenerativa. **Revista Brasileira de Práticas Integrativas e Complementares em Saúde**, Curitiba, v. 1, n. 1, p. 33-46, 2021. Disponível em: <https://www.revistasuninter.com/revistasaude/index.php/revista-praticas-interativas/article/view/1160>. Acesso em: 28 jun. 2023.

EDUARDO, F. M. C.; MEZZOMO, T. R. **Anatomofisiologia do corpo humano**. Curitiba: InterSaberes, 2021.

EJNISMANN, B.; MONTEIRO, G. C.; UYEDA, L. F. Ombro doloroso. **Einstein**, v. 6, n. p. S133-S137, 2008. Disponível em: <https://apps.einstein.br/revista/arquivos/PDF/745-Einstein%20 Suplemento%20v6n1%20pS133-137.pdf>. Acesso em: 28 jun. 2023.

ESCUDERO, J. S. B. et al. Photobiomodulation Therapy (PBMT) in Bone Repair: a Systematic Review. **Injury**, v. 50, n. 11, p. 1853-1867, Nov. 2019. Disponível em: <https://www.sciencedirect.com/science/article/abs/pii/S0020138319305492>. Acesso em: 4 jul. 2023.

FAGUNDES, D. S.; VARGAS, V. F. de. **Cinesioterapia**. Porto Alegre: Sagah, 2018.

FALCÃO, F. R. C.; MARINHO, A. P. S.; SÁ, K. N. Correlação dos desvios posturais com dores musculoesqueléticas. **Revista de Ciências Médicas e Biológicas**, Salvador, v. 6, n. 1, p. 54-62, 2007. Disponível em: <https://periodicos.ufba.br/index.php/cmbio/article/view/4150/3031>. Acesso em: 28 jun. 2023.

FERNANDES, B. H. P.; GOMES, C. R. G. Mecanismos e aspectos anatômicos da dor. **Saúde e Pesquisa**, v. 4, n. 2, p. 237-246, maio./ago. 2011. Disponível em: <https://periodicos.unicesumar.edu.br/index.php/saudpesq/article/view/1868/1282>. Acesso em: 4 jul. 2023.

FERREIRA FILHO, A. A. Capsulite adesiva. **Revista Brasileira de Ortopedia**, v. 40, n. 10, p. 565-574, 2005. Disponível em: <https://cdn.publisher.gn1.link/rbo.org.br/pdf/40-9/2005_out_02.pdf>. Acesso em: 28 jun. 2023.

FERREIRA, A. L. M. et al. Espondilite anquilosante. **Revista Brasileira de Reumatologia**, v. 48, n. 4, p. 243-247, jul./ago. 2008. Disponível em: <https://www.scielo.br/j/rbr/a/JKq4HxdK95 3ZQztDtVwk9sr/?format=pdf&lang=pt>. Acesso em: 4 jul. 2023.

FERREIRA, J. C. A. Fraturas da diáfise dos ossos da perna. **Revista Brasileira de Ortopedia**, v. 35, n. 10, p. 375-383, out. 2000. Disponível em: <https://cdn.publisher.gn1.link/rbo.org.br/pdf/5-9/2000_out_or11.pdf>. Acesso em: 29 jun. 2023.

FERREIRA, R. C. Talalgias: fascite plantar. **Revista Brasileira de Ortopedia**, v. 49, n. 3, p. 213-217, 2014. Disponível em: <https://cdn.publisher.gn1.link/rbo.org.br/pdf/49-3-port/07-791-port.pdf>. Acesso em: 29 jun. 2023.

FLOYD, R. T. **Manual de cinesiologia estrutural**. 19. ed. Barueri: Manole, 2016.

FONSECA, L. de A. F. Lesões SLAP: aspectos clínicos e patológicos. **Fisioterapia Brasil**, v. 5, n. 3, p. 209-215, maio/jun. 2004. Disponível em: <https://www.portalatlanticaeditora.com.br/index.php/fisioterapiabrasil/article/view/3146/4993>. Acesso em: 28 jun. 2023.

FONTES, B. P. C. et al. Tratamento da espondilólise sintomática com reparo direto pela técnica de Buck modificada. **Coluna/Columna**, v. 8, n. 1, p. 32-37, mar. 2009. Disponível em: <https://www.scielo.br/j/coluna/a/yqLfrvXnWZZ7NbQWrcvjtcf/?format=pdf&lang=pt>. Acesso em: 28 jun. 2023.

FORNASARI, C. A. **Manual para estudo da cinesiologia**. Barueri: Manole, 2001.

FUSO, F. A. F. et al. Estudo epidemiológico da síndrome da cauda equina. **Acta Ortopédica Brasileira**, v. 21, n. 1, p. 159-162, 2013. Disponível em: <https://www.scielo.br/j/aob/a/Vzb5DJb8cxvDYnYXshLSxfp/?format=pdf&lang=pt>. Acesso em: 28 jun. 2023.

GIORDANO, V. et al. Luxações traumáticas do quadril em pacientes esqueleticamente maduros. **Revista Brasileira de Ortopedia**, v. 18, n. 8, p. 462-472, ago. 2003. Disponível em: <https://cdn.publisher.gn1.link/rbo.org.br/pdf/38-7/2003_ago_06a.pdf>. Acesso em: 29 jun. 2023.

GODINHO, G. G. et al. Lesões SLAP no ombro. **Revista Brasileira de Ortopedia**, v. 33, n. 5 p. 345-352, maio 1998. Disponível em: <https://cdn.publisher.gn1.link/rbo.org.br/pdf/33-5/1998_mai_13.pdf>. Acesso em: 28 jun. 2023.

GREENBERG, D. A.; AMINOFF, M. J.; SIMON, R. P. **Neurologia clínica**. Porto Alegre: AMGH, 2014.

GUEDES, K. N.; SANTOS, R. R.; SÁ, D. P. C. Eficácia da osteopatia na lombalgia inespecífica comparada a fisioterapia convencional. **Hígia: Revista de Ciências da Saúde e Sociais Aplicadas do Oeste Baiano**, v. 6, n. 1, p. 103-119, 2021.

GUIMARÃES, L. S.; CRUZ, M. C. Exercícios terapêuticos: a cinesioterapia como importante recurso da fisioterapia. **Lato Sensu**, v. 4, n. 1, p. 3-5, 2003.

HALL, J. E. **Tratado de fisiologia médica**. 12. ed. Rio de Janeiro: Elsevier, 2011.

HAMILL, J.; KNUTZEN, K. M. **Bases biomecânicas do movimento humano**. 3. ed. Barueri: Manole, 2012.

HAMMAD, S. M. et al. Comparing the Effectiveness of Kaltenborn Mobilization with Thermotherapy versus Kaltenborn Mobilization Alone in Patients with Frozen Shoulder [Adhesive Capsulitis]: A Randomized Control Trial. **Journal of the Pakistan Medical Association**, v. 69, n. 10, p. 1421-1424, Oct. 2019. Disponível em: <https://jpma.org.pk/PdfDownload/9361>. Acesso em: 4 jul. 2023.

HEBERT, S. K. et al. **Ortopedia e traumatologia**: princípios e prática. 5. ed. Porto Alegre: Artmed, 2016.

HISLOP, H.; AVERS, D.; BROWN, M. **Daniels and Worthingham's muscle testing**: Techniques of manual examination and performance testing. St Louis: Elsevier Health Science, 2013.

HOODA, K.; GOYAL, M.; SAMUEL, A. J. Um teste clínico randomizado comparando o fortalecimento de abdutores do quadril e terapia manual em pacientes com fascite plantar: um protocolo de estudo. **Revista Pesquisa em Fisioterapia**, Salvador, v. 11, n. 4, p. 807-814, nov. 2021. Disponível em: <https://www5.bahiana.edu.br/index.php/fisioterapia/article/view/3886>. Acesso em: 4 jul. 2023.

HOOGLAND, R. **Manual de terapia ultrassônica**. Delft: Manufacturer of Enraf Nonius, 1986.

INA, P. T.; HIDAKA, A. V.; SILVA, P. H. M. Lesão medular: apontamentos sobre estratégias de enfrentamento: uma revisão integrativa. **Health Residencies Journal**, v. 3, n. 15, p. 431-452, 2022. Disponível em: <https://escsresidencias.emnuvens.com.br/hrj/article/view/456/346>. Acesso em: 2 jul. 2023.

JACQUES, K. de C. et al. Effectiveness of the Hydrotherapy in Children with Chronic Encephalopathy no Progressive of the Childhood: a Systematic Review. **Fisioterapia em movimento**, Curitiba, v. 23, n. 1, p. 53-61, jan./mar. 2010. Disponível em: <https://www.scielo.br/j/fm/a/SFBz7GmJk3HRRXpqbDNn4hQ/?format=pdf&lang=en>. Acesso em: 4 jul. 2023.

JASSI, F. J. et al. Terapia manual no tratamento da espondilólise e espondilolistese: revisão de literatura. **Fisioterapia e Pesquisa**, São Paulo, v. 17, n. 4, p. 366-371, out./dez. 2010. Disponível em: <https://www.scielo.br/j/fp/a/gmdtbzqhc4g86YDSDZQZQmG/?format=pdf&lang=pt>. Acesso em: 4 jul. 2023.

KENDALL, F. P. et al. **Músculos, provas e funções**: com postura e dor. 4. ed. Barueri: Manole, 1995.

KENDALL, F. P. et al. **Músculos, provas e funções**: com postura e dor. 5. ed. Barueri: Manole, 2007.

KIERNAN, J. A. **Neuroanatomia humana de Barr**. Barueri: Manole, 2003.

KING, P. R. Low Level Laser Therapy: a Review. **Lasers in Medical Science**, v. 4, n. 141, 1989.

KISNER, C.; COLBY, L. A. **Exercícios terapêuticos**: fundamentos e técnicas. São Paulo: Manole, 1987.

KISNER, C.; COLBY, L. A. **Exercícios terapêuticos**: fundamentos e técnicas. 6. ed. São Paulo: Manole, 2015.

KOSTOPOULOS, D.; RIZOPOULOS, K. **Pontos-gatilho miofasciais**: teoria, diagnóstico, tratamento. Rio de Janeiro: Guanabara Koogan, 2007.

KUPCZIK, F. et al. Luxação do joelho: estudo descritivo das lesões. **Revista Brasileira de Ortopedia**, v. 48, n. 2, p. 145-151, 2013. Disponível em: <https://www.scielo.br/j/rbort/a/nMGd9th8ykxhysnGRmLN9Mm/?format=pdf&lang=pt>. Acesso em: 29 jun. 2023.

KWIECIEN, Susan Y.; MCHUGH, M. P. The cold truth: the role of cryotherapy in the treatment of injury and recovery from exercise. **European Journal of Applied Physiology**, v. 121, n. 8, p. 2125-2142, Aug. 2021.

LAMEZON, A. C.; PATRIOTA, A. L. V. F. Eficácia da fisioterapia aquática aplicada a gestantes para prevenção e tratamento da lombalgia: revisão sistemática. **Revista Terra & Cultura: Cadernos de Ensino e Pesquisa**, v. 21, n. 41, p. 127-132, jul./dez. 2005. Disponível em: <http://periodicos.unifil.br/index.php/Revistateste/article/view/1272/1153>. Acesso em: 4 jul. 2023.

LEAL-JUNIOR, E. C. P.; LOPES-MARTINS, R. A. B.; BJORDAL, J. M. Clinical and Scientific Recommendations for the Use of Photobiomodulation Therapy in Exercise Performance Enhancement and Post-Exercise Recovery: Current Evidence and Future Directions. **Brazilian Journal of Physical Therapy**, v. 23, n. 1, p. 71-75, Jan./Feb. 2019. Disponível em: <https://www.sciencedirect.com/science/article/abs/pii/S1413355518310219>. Acesso em: 4 jul. 2023.

LECH, O.; PILUSKI, P. C. F.; SEVERO, A. L. Epicondilite lateral do cotovelo. **Revista Brasileira de Ortopedia**, v. 38, n. 8, p. 421-436, ago. 2003. Disponível em: <https://cdn.publisher.gn1.link/rbo.org.br/pdf/38-7/2003_ago_17.pdf>. Acesso em: 28 jun. 2023.

LECH, O. et al. **Membro superior**: abordagem fisioterapêutica das patologias ortopédicas mais comuns. Rio de Janeiro: Thieme Revinter, 2004.

LIEBERT, A.; KIAT, H. The History of Light Therapy in Hospital Physiotherapy and Medicine with Emphasis on Australia: Evolution into Novel Areas of Practice. **Physiotherapy Theory and Practice**, v. 37, n. 3, p. 389-400, 2021.

LINHARES, G. M.; MACHADO, A. V.; MALACHIAS, M. V. B. A Hidroterapia Reduz a Rigidez Arterial em Gestantes Hipertensas Crônicas. **Arquivos Brasileiros de Cardiologia**, v. 114, n. 4, p. 647-654, 2020. Disponível em: <https://www.scielo.br/j/abc/a/cNmBxnZsyN5dJWw7dYHpTxP/?format=pdf&lang=pt>. Acesso em: 4 jul. 2023.

LIPPERT, L. S. **Cinesiologia clínica e anatomia**. 6. ed. Rio de Janeiro: Guanabara Koogan, 2018.

LORD, S.; MITCHELL, D.; WILLIANS, P. Effect of Water Exercise on Balance and Related Factors in Older People. **Australian Physitherapy**, v. 39, n. 3, p. 217-222, 1993. Disponível em: <https://www.sciencedirect.com/science/article/pii/S0004951414604852?via%3Dihub>. Acesso em: 4 jul. 2023.

MAGEE, D. J. **Avaliação musculoesquelética**. 5. ed. Barueri: Manole, 2010.

MAGEE, D. J.; ZACHAZEWSKI, J.; QUILLEN, W. **Prática da reabilitação musculo esquelética**: princípios e fundamentos científicos. Barueri: Manole, 2013.

MANSUR, N. S. B. et al. Lesões do Aquiles: parte 1 – tendinopatias. **Revista Brasileira de Ortopedia**, v. 55, n. 06, p. 657-664, 29 abr. 2020. Disponível em: <https://rbo.org.br/detalhes/4399/pt-BR/lesoes-do-aquiles-%E2%80%93-parte-1--tendinopatias>. Acesso em: 29 jun. 2023.

MARQUES, A. P. **Manual de goniometria**. 2. ed. Barueri: Manole, 2003.

MARQUES, F. et al. Luxação aguda de ombro: avaliação e tratamento. **Acta Médica**, Porto Alegre, v. 34, n. 7, 2013. Disponível em: <https://docs.bvsalud.org/biblioref/2018/03/880514/luxacao-aguda-de-ombro-avaliacao-e-tratamento.pdf>. Acesso em: 28 jun. 2023.

MARQUES, L. B. F. **Eficácia da terapia manual na redução da dor e melhora da função em indivíduos com lombalgia subaguda e crônica**: uma revisão sistemática. 31 f. Monografia (Especialização em Fisioterapia) – Universidade Federal de Minas Gerais, Belo Horizonte, 2016. Disponível em: <https://repositorio.ufmg.br/bitstream/1843/BUBD-AQAJZ9/1/tcc_larissabragan_afmarques.pdf>. Acesso em: 4 jul. 2023.

MARTIN, J. H. **Neuroanatomia**: texto e atlas. Porto Alegre: AMGH, 2014.

MARTINI, F. H.; TIMMONS, M. J.; TALLITSCH, R. B. **Anatomia humana**. Porto Alegre: Artmed, 2009. (Coleção Martini).

MARTINS JR., C. R. **Neurologia de A-Z**: um compêndio de doenças incomuns. Rio de Janeiro: Thieme Revinter, 2021.

MATOS, B. T. L. et al. Photobiomodulation Therapy as a Possible New Approach in COVID-19: a Systematic Review. **Life**, v. 11, n. 6, p. 580, 2021. Disponível em: <https://www.mdpi.com/2075-1729/11/6/580>. Acesso em: 4 jul. 2023.

MEDEIROS, M. da S. D. et al. Tenossinovite de Quervain: aspectos diagnósticos. **Revista de Medicina e Saúde de Brasília**, v. 5, n. 2, out. 2016. Disponível em: <https://portalrevistas.ucb.br/index.php/rmsbr/article/view/6898>. Acesso em: 28 jun. 2023.

MENEZES, T. M.; PAIO, L. P. Cinesioterapia respiratória em nadadora com esclerose múltipla. **Revista Dissertar**, v. 1, n. 36, p. 43-59, 2021. Disponível em: <https://revistadissertar.adesa.com.br/index.php/revistadissertar/article/view/312/509>. Acesso em: 4 jul. 2023.

MENONCIN, L. C. M. et al. Alterações musculares e esqueléticas cervicais em mulheres disfônicas. **Arquivos Internacionais de Otorrinolaringologia**, São Paulo, v. 14, p. 461-466, out./nov./dez. 2010. Disponível em: https://www.scielo.br/j/aio/a/Z6yYNXnyBbjDSTJCnG5khqy/?format=pdf&lang=pt. Acesso em: 28 jun. 2023.

MIANA, A. N. et al. Discinesia escapular: avaliação clínica e análise cinemática tridimensional. **Revista Brasileira de Medicina**, v. 66, p. 17-24, out. 2009. Disponível em: <https://www.researchgate.net/publication/352064436_Discinesia_escapular_avaliacao_clinica_e_analise_cinematica_tridimensional>. Acesso em: 28 jun. 2023.

MIRMOEZZI, M. et al. Efficacy of Hydrotherapy Treatment for the Management of Chronic Low back Pain. **Irish Journal of Medical Science**, v. 190, n. 4, p. 1413-1421, Nov. 2021. Disponível em: <https://www.researchgate.net/publication/348365589_Efficacy_of_hydrotherapy_treatment_for_the_management_of_chronic_low_back_pain>. Acesso em: 4 jul. 2023.

MISULIS, K. E.; HEAD, T. C. **Netter neurologia essencial**. Rio de Janeiro: Elsevier Brasil, 2008.

MORAES, S. C.; YONAMINE, C. Y. Eficácia da cinesioterapia no controle de tronco em crianças com paralisia cerebral: uma revisão integrativa da literatura. **Publicação Eventos Científicos**, 2021.

MORENO, L. M. et al. Eficácia da cinesioterapia no tratamento de prolapso de órgãos pélvicos em mulheres. **Brazilian Journal of Development**, Curitiba, v. 7, n. 1, p. 10225-10242, jan. 2021. Disponível em: <https://ojs.brazilianjournals.com.br/ojs/index.php/brjd/article/view/23839/19141>. Acesso em: 4 jul. 2023.

MORTIMER, R.; PRIVOPOULOS, M.; KUMAR, S. The Effectiveness of Hydrotherapy in the Treatment of Social and Behavioral Aspects of Children with Autism Spectrum Disorders: a Systematic Review. **Journal of Multidisciplinary Healthcare**, v. 7, 2014. Disponível em: <https://www.ncbi.nlm.nih.gov/pmc/articles/PMC3917923/>. Acesso em: 4 jul. 2023.

MOSCA, R. C. et al. Photobiomodulation Therapy for Wound Care: a Potent, Noninvasive, Photoceutical Approach. **Advances in Skin & Wound Care**, v. 32, n. 4, p. 157-167, Apr. 2019. Disponível em: <https://journals.lww.com/aswcjournal/Fulltext/2019/04000/Photobiomodulation_Therapy_for_Wound_Care__A.3.aspx>. Acesso em: 4 jul. 2023.

NAVEGA, M. T. et al. Efeitos da terapia manual de Maitland em pacientes com lombalgia crônica. **Terapia Manual**, v. 9, n. 4, p. 450-456, 2011. Disponível em: <https://repositorio.unesp.br/bitstream/handle/11449/114996/ISSN16775937-2011-09-44-450-456.pdf;sequence=1#:~:text=A%20partir%20dos%20resultados%20obtidos,quadro%20cr%C3%B4nico%20de%20lombalgia%2C%20o>. Acesso em: 4 jul. 2023.

NEUMANN, D. A. **Cinesiologia do aparelho musculoesquelético**. 3. ed. Rio de Janeiro: Elsevier, 2018.

NINELLO, D. A. et al. Tratamento da dor cervical mecânica por terapia manual: uma revisão sistemática. **Terapia manual**, v. 8, n. 1, p. 265-267, 2010.

NOIA, A. L. F. et al. Efeitos da cinesioterapia em pacientes no pós-operatório de reconstrução do ligamento cruzado anterior (lca). **Revista Ibero-americana de Humanidades, Ciências e Educação**, v. 7, n. 8, p. 874-887, ago. 2021. Disponível em: <https://periodicorease.pro.br/rease/article/view/2024/831>. Acesso em: 4 jul. 2023.

NUNES JUNIOR, P. C. Efeito da mobilização neural na melhora da dor e incapacidade funcional da hérnia de disco lombar subaguda. **Fisioterapia Brasil**, v. 13, n. 1, p. 13-19, jan./fev. 2012. Disponível em: <https://portalatlanticaeditora.com.br/index.php/fisioterapiabrasil/article/view/456/910>. Acesso em: 4 jul. 2023.

NUNES, M. L.; MARRONE, A. C. **Semiologia neurológica**. Porto Alegre: EdiPUCRS, 2002.

OATIS, C. A. **Cinesiologia**: a mecânica e a patomecânica do movimento humano. 2. ed. Barueri: Manole, 2014.

OLIVEIRA, A. M. C.; RODRIGUES, J. S. Atuação da fisioterapia na prevenção do prolapso de órgão pélvico: cinesioterapia. **Amazon Live Journal**, v. 3, n. 3, p. 1-15, 2021. Disponível em: <http://amazonlivejournal.com/wp-content/uploads/2021/06/ATUACAO-DA-FISIOTERAPIA-NA-PREVEN CAO-DO-PROLAPSO-DE-ORGAO-PELVICO_CINESIOTERAPIA.docx.pdf>. Acesso em: 4 jul. 2023.

OMS – Organização Mundial da Saúde. Organização Panamericana da Saúde. **Classificação Internacional de Funcionalidade, Incapacidade e Saúde** (CIF) São Paulo: Edusp, 2008. Disponível em: <https://apps.who.int/iris/bitstream/handle/10665/42407/9788531407840_por.pdf?sequence=111>. Acesso em: 11 fev. 2023.

ORTIZ, G.; VALLEJO, E. Q. Efectividad de la terapia manual en trastornos temporomandibulares. Revisión de literatura. **Odontología Sanmarquina**, v. 25, n. 1, p. e22075-e22075, 2022. Disponível em: <https://docs.bvsalud.org/biblioref/2022/02/1358541/ortiz-2517.pdf>. Acesso em: 4 jul. 2023.

O'SULLIVAN, S. B.; SCHMITZ, T. J. **Fisioterapia**: avaliação e tratamento. 2. ed. Barueri: Manole, 2004.

PERRY, J. **Análise de marcha**. Barueri: Manole, 2001. v. 1: Marcha normal.

PEZOLATO, A.; NEVES, V. G. F.; LOPES, J. A. Sistema de classificação em subgrupos baseado no tratamento para as disfunções da coluna cervical. **Fisioterapia Esportiva e Traumato-Ortopédica**, v. 5, p. 10-68, 2016. Disponível em: <https://www.researchgate.net/publication/315831101_Sistema_de_Classificacao_em_Subgrupos_baseado_no_tratamento_das_Disfuncoes_da_Coluna_Cervical>. Acesso em: 28 jun. 2023.

PIRAS, A. et al. Effects of Acute Microcurrent Electrical Stimulation on Muscle Function and Subsequent Recovery Strategy. **International Journal of Environmental Research and Public Health**, v. 18, n. 9, p. 4597, 2021. Disponível em: <https://www.mdpi.com/1660-4601/18/9/4597>. Acesso em: 4 jul. 2023.

RADANOVIC, M. **Neurologia básica para profissionais da área da saúde**. São Paulo: Atheneu, 2015.

RAMEZANI, F. et al. Mechanistic Aspects of Photobiomodulation Therapy in the Nervous System. **Lasers in Medical Science**, v. 37, n. 1, p. 11-18, Feb. 2022.

REGER, M. et al. Water Therapies (Hydrotherapy, Balneotherapy or Aqua Therapy) for Patients with Cancer: a Systematic Review. **Journal of Cancer Research and Clinical Oncology**, v. 148, n. 6, p. 1277–1297, 2022. Disponível em: <https://www.ncbi.nlm.nih.gov/pmc/articles/PMC9114041/>. Acesso em: 4 jul. 2023.

RIBEIRO, M. S. et al. *Laser* em baixa intensidade. In: MAIO, M. de. **Tratado de medicina estética**. 2. ed. São Paulo: Roca, 2011. v. 2. p. 945-953. Disponível em: <https://www.ipen.br/biblioteca/2011/17988.pdf>. Acesso em: 4 jul. 2023.

RISSEL, C. Water Exercises for the Frail Elderly: a Pilot Programme. **The Australian Journal of Physiotherapy**, 1987.

RODRIGUES, A. J.; CAMARGO, R. S. Tratamento fisioterapêutico na osteoartrite de joelho: revisão de literatura. **Cadernos da Escola de Saúde**, Curitiba, v. 2, n. 14, p. 101-114, 2015. Disponível em: <https://portaldeperiodicos.unibrasil.com.br/index.php/cadernossaude/article/view/2445>. Acesso em: 4 jul. 2023.

RODRIGUES, D. C. et al. Os benefícios da cinesioterapia na funcionalidade do ombro em pacientes após cirurgia de câncer de mama: revisão sistemática. **Revista Científica UMC**, v. 6, n. 3, 2021. Disponível em: <http://seer.umc.br/index.php/revistaumc/article/view/1108/1122>. Acesso em: 4 jul. 2023.

RODRIGUES, F. L.; WAISBERG, G. Entorse de tornozelo. **Revista da Associação Médica Brasileira**, v. 55, n. 5, p. 510-511, 2009. Disponível em: <https://www.scielo.br/j/ramb/a/SkwSMjsw7f5fHQXBZqmcLFc/?format=pdf&lang=pt>. Acesso em: 29 jun. 2023.

RUBIN, M.; SAFDIEH, J. E. **Netter neuroanatomia essencial**. Rio de Janeiro: Elsevier Brasil, 2008.

SALES, D. Y.; MEJIA, D. P. M. A relação do desequilíbrio de adutores de quadril com a pubalgia. **Acta Médica Portuguesa**, v. 23, n. 5, p. 768-769, 2010.

SANGWAN, S.; GREEN, R. A.; TAYLOR, N. F. Characteristics of stabilizer muscles: a systematic review. **Physiotherapy Canada**, v. 66, n. 4, p. 348-358, 2014.

SCHITTER, A. M. et al. Applications, Indications, and Effects of Passive Hydrotherapy Watsu (WaterShiatsu): a Systematic Review and Meta-Analysis. **PloS One**, v. 15, n. 3, p. e0229705, 2020. Disponível em: <https://www.ncbi.nlm.nih.gov/pmc/articles/PMC7069616/pdf/pone.0229705.pdf>. Acesso em: 4 jul. 2023.

SCHWARTSMANN, C. R. et al. Associação entre bursite trocantérica, osteoartrose e artroplastia total do quadril. **Revista Brasileira de Ortopedia**, v. 49, n. 3, p. 267-270, 2014. Disponível em: <https://www.scielo.br/j/rbort/a/7p77VgKfwQXQsDVmpVLTjwn/?format=pdf&lang=pt>. Acesso em: 29 jun. 2023.

SILVA, C. **A cinesioterapia no tratamento de pacientes com gonartrose**. 41 f. Monografia (Graduação em Fisioterapia) – Faculdade Unirb, Arapiraca, 2021.

SILVA, M. M. et al. Randomized, Blinded, Controlled Trial on Effectiveness of Photobiomodulation Therapy and Exercise Training in the Fibromyalgia Treatment. **Lasers in Medical Science**, v. 33, n. 2, p. 343-351, Feb. 2018.

SILVA, S. G. **Fisioterapia neurofuncional**. Rio de Janeiro: Seses, 2017.

SILVA, S. O.; RIBEIRO, M. F. Uso da crioterapia associada à cinesioterapia para melhora da espasticidade em pacientes acometidos com acidente vascular encefálico. **Scientia Generalis**, v. 2, supl. 1, p. 51. 2021. Disponível em: <https://scientiageneralis.com.br/index.php/SG/article/view/285/211>. Acesso em: 4 jul. 2023.

SILVA, V. H. X.; RODRIGUES, A.; CASTRO, F. A. V. Cinesioterapia no pós-operatório de ligamento cruzado anterior utilizando a técnica cadeia cinemática fechada. **Ciência Atual**, Rio de Janeiro, v. 17, n. 2, p. 68-83, 2021. Disponível em: <https://revista.saojose.br/index.php/cafsj/article/view/539>. Acesso em: 4 jul. 2023.

SILVA e SOUZA, S. R. et al. Reabilitação funcional para membros superiores pós-acidente vascular encefálico. **Fisioterapia Brasil**, v. 4, n. 3, p. 195-199, maio/jun. 2003. Disponível em: <https://portalatlanticaeditora.com.br/index.php/fisioterapiabrasil/article/view/3023/4811>. Acesso em: 29 jun. 2023.

SILVERTHORN, D. U. **Fisiologia humana**: uma abordagem integrada. Barueri: Manole, 2003.

SIMMONS, V.; HANSEN, P. D. Effectiveness of Water Exercise on Postural Mobility in the Well Elderly: an Experimental Study on Balance Enhancement. **Journal of Gerontology: Medical Sciences**, v. 51A, n. 5, M233-M238, Sept. 1996. Disponível em: <https://academic.oup.com/biomedgerontology/article/51A/5/M233/578800?login=false>. Acesso em: 4 jul. 2023.

SOARES, M. dos S. et al. Análise da incapacidade física em portadores de bursite crônica de ombro. **Tema**, Campo Grande, v. 10, n. 15, jul.-dez. 2011. Disponível em: <http://revistatema.facisa.edu.br/index.php/revistatema/article/view/54/195>. Acesso em: 28 jun. 2023.

SOUZA, R. da S.; MORSCH, P. A manutenção da capacidade funcional no idoso através da cinesioterapia. **Revista Científica Faema**, Ariquemes, v. 9, n. ed. esp., p. 620-625, maio/jun. 2018. Disponível em: <https://revista.unifaema.edu.br/index.php/Revista-FAEMA/article/view/rcf.v9iedesp.632/557>. Acesso em: 4 jul. 2023.

SOUZA, R. M. de. **Biomecânica**: aspectos históricos e conceituais. Curitiba: InterSaberes, 2018.

SUOMI, R.; KOCEJA, D. M. Postural Sway Characteristics in Women with Lower Extremity Arthritis before and after an Aquatic Exercise Intervention. **Archives of Physical Medicine and Rehabilitation**, v. 81, n. 6, p. 780-785, June 2000. Disponível em: <https://www.sciencedirect.com/science/article/abs/pii/S0003999300901114>. Acesso em: 4 jul. 2023.

TEBET, M. A. Conceitos atuais sobre equilíbrio sagital e classificação da espondilólise e espondilolistese. **Revista Brasileira de Ortopedia**, v. 49, n.1, p. 3-12, 2014. Disponível em: <https://www.scielo.br/j/rbort/a/kBtd5WpqTfXMbrJvvNjC98D/?lang=pt&format=pdf>. Acesso em: 28 jun. 2023.

THORPE, D. E.; REILLY, M. The Effect of an Aquatic Resistive Exercise Program on Lower Extremity Strength, Energy Expenditure, Functional Mobility, Balance and Self-Perception in an Adult with Cerebral Palsy: a Retrospective Case Report. **Journal of Aquatic Physical Therapy**, v. 8, n. 2, p. 18-24, Fall 2000.

VOLPE, D. et al. Comparing the effects of hydrotherapy and land-based therapy on balance in patients with Parkinson's disease: a randomized controlled pilot study. **Clinical Rehabilitation**, v. 28, n. 12, p. 1210-1217, 2014. Disponível em: <https://www.researchgate.net/publication/262844702_Comparing_the_effects_of_hydrotherapy_and_land-based_therapy_on_balance_in_patients_with_Parkinson's_disease_A_randomized_controlled_pilot_study>. Acesso em: 4 jul. 2023.

WALT – WORLD ASSOCIATION FOR PHOTOBIOMODULATION THERAPY. Disponível em: <https://waltpbm.org/>. Acesso em: 4 jul. 2023.

WESTPHAL, N. G.; FLEIG, T. C. M. Cinesioterapia: recurso próprio do fisioterapeuta relacionado aos trabalhos de conclusão de curso. **Cadernos de Educação, Saúde e Fisioterapia**, v. 2, n. 3, 2015.

WU, Y. et al. Effects of Therapeutic Ultrasound for Knee Osteoarthritis: a Systematic Review and Meta-Analysis. **Clinical Rehabilitation**, v. 33, n. 12, p. 1863-1875, Dec. 2019.

Respostas

Capítulo 1
Questões para revisão
1. a
2. a
3. d
4. As fibras musculares são constituídas de 1.000 a 2.000 miofibrilas, que formam os sarcômeros. Estes são as unidades funcionais do músculo e contêm as proteínas propriamente ditas, que, por suas propriedades, são capazes de contrair o músculo estriado esquelético.
5. As articulações permitem movimentos em determinados sentidos e direções, aos quais podem ser atribuídas angulações específicas para cada segmento corporal.

Capítulo 2
Questões para revisão
1. b
2. b
3. e
4. Clavícula, escápula, úmero, rádio e ulna. Deltoide, supraespinhal, infraespinhal, pronador e flexor superficial dos dedos.
5. Está relacionada a eventos traumáticos ou esforços repetitivos. Como ocorre em outros casos, provoca como sequela alterações de funcionalidade em estruturas adjacentes ao local lesionado.

Capítulo 3
Questões para revisão
1. b
2. Falsa.
3. b
4. 1. Terminal axonal. 2. Bainha de mielina. 3. Dendrito. 4. Corpo.
5. A marcha humana divide-se em fases. A primeira é conhecida como *contato inicial* e consiste no contato do calcanhar com a superfície – por meio da estabilização do tornozelo pelos músculos tibial anterior e extensores longos dos dedos, da extensão do joelho de forma passiva e do controle do quadril pelo extensor glúteo máximo, o que restringe torques reflexos antecipatórios. Sequencialmente, a segunda fase é a resposta de carga, em que o peso do corpo é transferido sobre o membro com plantiflexão de tornozelo e flexão de joelho – para absorção do choque – e mantido pela contração do tibial anterior e dos extensores longos dos dedos, com pequena contração dos músculos isquiotibiais e glúteo médio, para inibir a queda contralateral do quadril. A terceira fase é denominada *apoio médio*. Nela ocorre a dorsiflexão do tornozelo, a extensão do joelho e a estabilização do quadril por meio da ação do tríceps sural, que restringe a velocidade de avanço da tíbia e do quadríceps na extensão do joelho. Em seguida, ocorre o apoio terminal com a elevação do calcanhar, a queda livre do corpo e a ação do tríceps sural, estabilizando a tíbia em conjunto com os gastrocnêmicos, que realizam tensão para liberar o joelho estendido e iniciar a flexão. Na quinta fase, chamada *pré-balanço*, inicia-se o aumento da plantiflexão de tornozelo com uma maior flexão de joelho. Assim, perde-se gradativamente a extensão do quadril, com a ação limitada de atividade do tríceps sural, que reduz intensidade. Além disso,

há o avanço da perna devido à ação dos adutores longo e magno. Na sexta fase, dita *balanço inicial*, realiza-se a flexão de quadril e joelho com redução da plantiflexão do tornozelo pela ação muscular do ilíaco, do bíceps femoral, do tibial anterior e dos extensores longos dos dedos. Na sétima fase, segue-se o balanço médio, com flexão do quadril, extensão passiva do joelho e dorsiflexão dos tornozelos, por meio da ação dos músculos tibial anterior, extensores longos dos dedos e ilíaco. Na oitava fase, denominada *balanço terminal*, há uma desaceleração do quadril e do joelho, desencadeando a extensão do joelho e a dorsiflexão de tornozelo pela ação dos músculos isquiotibiais, vastos, tibial anterior e extensores longos dos dedos.

Capítulo 4
Questões para revisão
1. a
2. b
3. c
4. a
5. b

Capítulo 5
Questões para revisão
1. a
2. Aumento da amplitude de movimento articular.
3. Nas terapias manuais, as mãos também têm o papel de avaliar os tecidos a cada atendimento; com o tempo, elas adquirem suavidade e sensibilidade, além de firmeza e força natural no desempenho inicial das técnicas. Com mais experiência, a habilidade das mãos é aperfeiçoada e o relaxamento dos músculos e a movimentação rítmica são apurados.

4. a
5. e

Capítulo 6
Questões para revisão
1. a
2. c
3. c
4. c
5. b

Sobre os autores

Fernanda Maria Cercal Eduardo é doutoranda no Programa de Pós-Graduação em Tecnologia em Saúde da Pontifícia Universidade Católica do Paraná (PUCPR) e mestre em Tecnologia em Saúde – Bioengenharia (2013) pela mesma instituição. Especialista em Metodologia do Ensino da Anatomia Humana pelo Centro Universitário Internacional Uninter (2021). Graduada em Fisioterapia pela PUCPR e em Biologia (Licenciatura) pelo Instituto Nacional de Educação e Qualificação Profissional (Ineq) (2019). Tem experiência nas áreas de fisioterapia traumato-ortopédica, dermatofuncional e respiratória, entre outras. Tem extensão universitária em Osteopatia/Quiropraxia, Mobilização Neural e Estabilização Segmentar. Foi professora de disciplinas específicas para a formação em Fisioterapia, como Recursos Terapêuticos Manuais e Ciências da Fisioterapia, além de disciplinas de bases da área da saúde, como Anatomia e Fisiologia Humana e Anatomia Neuromuscular. Atualmente é professora e coordenadora do curso de Fisioterapia do Centro Universitário Internacional Uninter.

Elgison da Luz dos Santos é doutor em Tecnologia em Saúde pela PUCPR. Mestre em Engenharia Elétrica e Informática Industrial, na área de concentração Engenharia Biomédica, pela Universidade Tecnológica Federal do Paraná (UTFPR). Especialista em Fisioterapia do Trabalho e Ergonomia, pela Faculdade Ibrate, Ensino de Ciências, pela UTFPR, e em Saúde Pública e Estratégia de Saúde da Família, pela Faculdade Intervale. Graduado em

Fisioterapia pela Faculdade Dom Bosco – Curitiba. Atualmente atua como professor no Centro Universitário Internacional Uninter. Também é fisioterapeuta da Secretaria de Saúde da Prefeitura Municipal de Rio Branco do Sul/PR. Tem experiência em educação a distância, tendo atuado como tutor, professor e coordenador de curso em fisioterapia assistencial e em gestão de saúde pública.

Maria de Fátima Fernandes Vara é doutora em Tecnologia em Saúde pela PUCPR. Mestre em Educação e Trabalho (subárea Educação e Saúde) pela Universidade Federal do Paraná (UFPR). Especialista em Anatomocinesiologia do Aparelho do Movimento pela Universidade Tuiuti do Paraná (UTP), Psicomotricidade e Educação Especial e Inclusiva pela Intervale. Graduada em Educação Física pela UFPR, Fisioterapia pela UTP, Pedagogia pela Intervale e Matemática pelo Centro Universitário Internacional Uninter. É professora no curso de Fisioterapia do Centro Universitário Internacional Uninter. Trabalhou no Comitê Organizador dos Jogos Olímpicos e Paralímpicos Rio 2016 e foi gerente de serviço esportivo paralímpico de 2015 a 2016. Atualmente, é supervisora da paracanoagem na Confederação Brasileira de Canoagem.

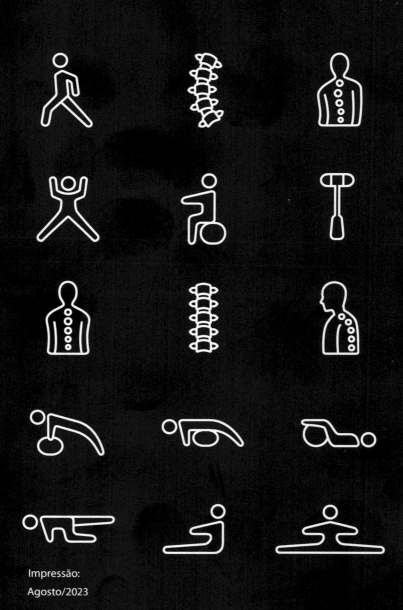

Impressão:
Agosto/2023